まとめてみた

精神科

第2版

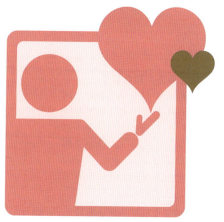

天沢ヒロ

医学書院

本書についてのご感想やご要望をお聞かせください．
天沢ヒロ公式 twitter

〈シリーズ まとめてみた〉精神科

発　行　2015年4月1日　第1版第1刷
　　　　2017年5月1日　第1版第3刷
　　　　2019年4月1日　第2版第1刷Ⓒ
　　　　2022年10月1日　第2版第2刷

著　者　天沢ヒロ
　　　　　あまさわ

発行者　株式会社　医学書院
　　　　代表取締役　金原　俊
　　　　〒113-8719　東京都文京区本郷1-28-23
　　　　電話　03-3817-5600（社内案内）

印刷・製本　双文社印刷

本書の複製権・翻訳権・上映権・譲渡権・貸与権・公衆送信権（送信可能化権
を含む）は株式会社医学書院が保有します．

ISBN978-4-260-03656-6

本書を無断で複製する行為（複写，スキャン，デジタルデータ化など）は，「私
的使用のための複製」など著作権法上の限られた例外を除き禁じられています．
大学，病院，診療所，企業などにおいて，業務上使用する目的（診療，研究活
動を含む）で上記の行為を行うことは，その使用範囲が内部的であっても，私的
使用には該当せず，違法です．また私的使用に該当する場合であっても，代行
業者等の第三者に依頼して上記の行為を行うことは違法となります．

JCOPY　〈出版者著作権管理機構　委託出版物〉
本書の無断複製は著作権法上での例外を除き禁じられています．
複製される場合は，そのつど事前に，出版者著作権管理機構
（電話 03-5244-5088，FAX 03-5244-5089，info@jcopy.or.jp）の
許諾を得てください．

はじめに
(第2版)

初めまして．天沢ヒロと申します．

まとめてみたシリーズが世に出て数年．徐々に知名度も上がり，ご愛読いただいた皆さんの先輩たちからは，「おかげで無事に国試を突破できました！」という吉報をたくさんいただき，とても嬉しく思っています．

さて，今回改訂をするに至った理由を説明します．**皆さんにとっても非常に重要**なので，ぜひ一読してから本文に進んでください．

詳しくは「まとめてみた マッチング対策（国試編）」の方で述べているので割愛しますが，国試において重要なのは**基本的なこと（誰でも解けるような問題を落とさないこと）**だと，著者は今も昔も考えています．枝葉の知識を増やすことはいくらでもできます．しかし，どれだけ勉強をしても新しいことは次々とみつかり，落ちたらどうしよう……という不安がとれることはありません．むしろ，勉強すればするほど，その事実に行き詰まることと思います．

また，○○科を学べば△△科を忘れ，△△科を学べば□□科を忘れ，□□科を学べば……というようにいたちごっこが続きます．つまり，知識を入れるのはいいものの，それを抜け落ちないように維持していくのはもっと大変なわけです．言い換えると，**国試はいかに他の科目とのバランスをとって勉強するか**，が重要なのです．

本来であれば専門書を読み漁り，これは覚えておこう，これはいらないな，という作業が必要になるのですが，すべての科目にそれができるほど皆さんの時間がないことは十分に承知しています．そこで，それを代わりに「まとめてみた」のが本書です．

こういう背景があって本書ができ，多くの反響をいただくことができまし

た．しかし一方で，「もっと現役臨床医の視点を知りたい！」という要望が皆さんの先輩たちからたくさんありました．

　本書に臨床的な視点をもっと入れるべきか？　については，相当悩みました．というのも，国試に対応しつつ臨床に出てからも使える知識を同時に得ることは，なかなか難しいからです．例えば，大学受験で学んだことと医学部に入ってから学ぶことに大きな差があるように，**求められることがそもそも異なる**のです．また，学ぶ側の皆さんとしても，そこまでのモチベーションを持つことは難しいでしょう．受験のときに医学部に入ってからのことを考えて医学を勉強することが難しかったように，学生の皆さんが研修医以降の勉強をするのは，よほど余力がないとできません．**まずは国試突破をすることが重要である**，というのは今も昔も変わらない命題なのです．

　しかし，著者は諦めたくなかった！　紆余曲折ありましたが，最終的に至った結論は，**天沢ヒロにしかできないことをやろう！**　ということです．「まとめてみたシリーズ」はやはり国試対策メインであり，この本のスタートであった**「自分が学生時代に欲しかった本はこれ！」**というコンセプトそのものは変えないこととしました．一方で，学んだことが研修医以降に無駄にならないような疾患概念の会得に重点を置き，説明・解説を大幅にパワーアップさせました．これにより，**学生 → 研修医へのギャップを極力少なくすることができる内容**になっております．

　以上が改訂に至った理由です．もし，皆さんの反響が良ければ，他のマイナー科目についても改訂することをお約束しましょう．ニーズがなければ，改訂はしません．

　また，拙書の研修医本である Essence for resident シリーズの『気になる向精神薬』に直結するような内容にもなっているので，国試後にこちらを手にとっていただくと，研修医以降により役立つかと思います．

　長くなりましたが，本書を存分に楽しみながら，学んでいただければ幸いと思います．それでは！

2019 年 3 月　天沢ヒロ

まえがき
（初版）

　学生時代に常々感じていたのは「もっと読みやすい参考書があればな〜」ということでした．今の医学生の国家試験の勉強方法としては，ビデオ講座＋教科書＋問題集というのが主流ですよね．しかし，受験のように独学でも勉強したい！　と思ったときに，一気にハードルが上がってしまうことに気がつきました．専門書はある程度全体を理解してから読むと面白いのですが，初学の場合または国試だけを考えるとオーバーワークになりがちです．
　そんなときに「専門書ほど詳しくないけれど，医学生が知っておきたいこと（国試や臨床研修で使えること）だけをまとめたら面白いのでは？」と考えたのが本書のはじまりです．
　臨床ではAの場合もある，Bの場合もある，Cの場合もあるという例外的なことに驚くばかりですが，基本を知らなければなにが例外なのかも分かりません．著者個人の意見ですが，医学生はまず基本を完璧にすることが重要だと考えています．これは受験のときも同様でしたが，基本を疎かにして応用問題（臨床）を解くことは不可能だと考えるためです．基礎をしっかり固めることでどんな問題にも応用をきかせる能力を身につける，ということに重点を置いて本書を作成しました．
　ただし，（どんな本でもそうですが），1冊だけですべてを網羅することは不可能です．「もっと詳しい内容を知りたい！」という方は，「標準シリーズ」（医学書院刊）などを参照するとよいでしょう．詳しすぎる内容は本書のコンセプトから外れてしまうため，あえて割愛しているところもあります（ただし，国試の範囲を網羅するには十分な内容になっています）．

　マイナー科目は国試全体の20〜30％程度を占めますが，年々難しくなってきている内科に比べて差がつきやすく，合否に大きく直結する重要な科目になります．4問に1問はマイナーから出題されると考えたときに，それらに対して自信をもって解けるというのは大きな差ですよね．「マイナーか…勉強不足だ〜」と思うよりも「マイナーきた！　差をつけられる」と思え

ることで，どれほど本番を楽にできるでしょうか．
　また，実際の国試の問題とその解法についても本書で学習できるようにしました．問題に対する思考プロセスをなぞることによって，自ずと解けるようになっていることにびっくりするでしょう．最初は難しく感じるかと思いますが，慣れてくれば非常に応用のきく解き方になっています．有機的に知識がつながる感覚を，ぜひ皆さんも体験してみてください．何度も解き直すことにより，その威力を実感できると思います．
　また，章の分け方も著者オリジナルに設定しました．章ごとに記憶しておくことにより，頭の中で整理することがやさしくなるように工夫しました．皆さんの理解に少しでも貢献できればと願っております．

2015年3月

天沢ヒロ

目次

0 精神科のキモ
日常生活に支障をきたすかどうか……001

1 統合失調症
他人とつながるイメージをもつ……003

2 うつ病
究極のマイナス思考で死に至る病……023

3 双極性障害
うつ病との最大の違いは治療方針……036

4 不安障害
極度の不安が日常生活に支障をきたす……045

5 PTSD（外傷後ストレス障害）
発症するタイミングが最大のポイント……066

6 認知症
検査だけでは認知症と診断できない……075

7 摂食障害
若年女性 + 体重 40 kg 以下で疑う……089

8 睡眠障害
原因検索を怠らない！……100

9 アルコール依存症
量で判断しない……117

10 薬物依存
身体依存を起こすものを中心に学ぶ……130

11 せん妄
院内で発症する意識障害……144

| 12 | 小児の精神疾患①
コミュニケーション障害 | 153 |

| 13 | 小児の精神疾患②
具体的なイメージをつけよう！ | 166 |

| 14 | その他
余裕があれば覚えたいところ | 180 |

| 15 | キーワードまとめ | 201 |

| 16 | 検査まとめ | 205 |

| 17 | 治療（薬）まとめ | 207 |

| 18 | 治療（その他）まとめ | 209 |

解いてみた

- 統合失調症 ……………………………………………………… 016
- うつ病 …………………………………………………………… 031
- 双極性障害 ……………………………………………………… 041
- 不安障害 ………………………………………………………… 056
- PTSD …………………………………………………………… 071
- 認知症 …………………………………………………………… 083
- 摂食障害 ………………………………………………………… 096
- 睡眠障害 ………………………………………………………… 107
- アルコール依存症 ……………………………………………… 124
- 薬物依存 ………………………………………………………… 138
- せん妄 …………………………………………………………… 149
- 小児の精神疾患① ……………………………………………… 159
- 小児の精神疾患② ……………………………………………… 172
- その他 …………………………………………………………… 192
- 総合問題 ………………………………………………………… 211

✏ **チェック問題** ………………………………………………… 233
　※添付の赤シートをご利用いただけます．

コラム

- 注察妄想と被害妄想はどちらが正解？ ……… 004
- PANSS（Positive and Negative Syndrome Scale） ……… 007
- 錐体外路症状のわかりにくいところまとめ ……… 009
- 平均在院日数が最も長い疾患 ……… 010
- 統合失調症のリアル ……… 014
- 双極性障害に抗うつ薬を使うべきか？ ……… 039
- なぜ過換気で手が痺れる？ ……… 049
- 同じ"戦争"でもこんなに違う ……… 069
- 軽度認知障害（MCI） ……… 077
- ヒトは低血糖には強い ……… 091
- 対人関係療法（IPT） ……… 093
- アルコールは睡眠薬？ ……… 102
- non-REM 睡眠の異常 ……… 103
- むずむず脚症候群（Restless Legs Syndrome） ……… 105
- アルコール依存症に新しい薬を ……… 121
- マリファナは安全なのか ……… 133
- その他の危険ドラッグ ……… 134
- 薬物依存の覚え方 ……… 135
- ベンゾジアゼピン系 vs せん妄 ……… 147
- 3歳といえばタラちゃん ……… 156
- 学習障害 ……… 168
- 身体表現性障害（身体症状症） ……… 184
- 詐病を見抜け！ ……… 185

装丁・本文デザイン　加藤愛子（オフィスキントン）

0 精神科のキモ

日常生活に支障をきたすかどうか

◆ 自分は正常と言えるのか

　当たり前の話ですが，この世の中に全く同じ人間は存在しません．考え方も違えば，行動パターンも違う．その中で**なにが病気でなにが正常**なのでしょうか．これを考えだすと分厚い哲学書が1冊出来上がってしまいそうなのでやめておきますが，精神疾患を診断するうえで大切なのが**日常生活に支障をきたしているかどうか**，になります．特に**対人関係**に支障をきたしやすく，国試では「**不登校**」や「**会社を休みがち**」が精神疾患のメルクマールになることをおさえておきましょう．

　この視点なくして精神疾患は語れません．例えば，認知機能を調べる検査として有名な MMSE がありますが，これが**基準点以下 → 認知症とはならない**のです．検査で引っかかったとしても，日常生活に支障がないのであれば，それは**疑い止まり**なのです．

◆ 基本を学ばなければ何が非典型例かわからない

　国試の精神科疾患を学ぶときに注意すべきは，**専門的なところにこだわらない**ようにすることです．どこからが正常でどこからが異常かというのは，ほかの科と比べて会得しにくく，こだわりすぎるとドツボにはまってしまいます．

　医学生がよくしてしまう失敗が，初学から DSM-5 や ICD-10 などの**診断基準をもって勉強しようとすること**です．もちろん，学問的探究心をもつことは素晴らしいことだと思いますが，皆さんが勉強すべきは精神科だけではありませんよね．ほかの科との兼ね合いを考えると，**まずはどの科にせよ基**

本をしっかり学ぶことが大切であるという結論に著者は至りました（ちなみに，実臨床でも診断基準はあくまで補助的手段であり，最も大切なのは**問診**になります．診断基準は白黒を客観的につけるのには有用ですが，グレーの人には対応できないという欠点があるのです．こころの問題という1人1人違う分野なので，これは当たり前のことですが……）．

「私は精神科医になるんだ！」と思っている人も，今は内科疾患の知識なくして一人前の精神科医とはいえません．精神科疾患の中に内科疾患が隠れていることもしばしばあり，肉体と精神を切り離して考えることはそもそも合理的ではないのです．逆もしかりで，「精神科に興味ないし……」という人も，臨床現場では，**精神疾患がある患者さんには100％出会う**わけです．

診断をつけられる必要はありませんが，**適切に精神科にコンサルトできるかどうか**は，臨床医として大きな差になります．驚くかもしれませんが，精神科のことをよくわからないままになっている医師も多くいます．内科のことならば，検査や画像など客観的な指標があるため，カンファレンスなどで誰かの目にとまる可能性はあるのですが，精神的なことはなかなかそうもいきません．そのため，見逃されているケースをこれまでたくさんみてきました．

本書は**医師として最低限知っておかなければならないことを効率よく学べる国試対策本**をコンセプトとして作成しました．そこのところをどうか理解しておいてください．かといって，不十分な内容ではなく，しっかり国試で9割以上を目指せる本になっております．

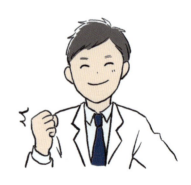

1 統合失調症
他人とつながるイメージをもつ

> **国試の傾向と対策**
>
> 有病率が 100 人に 1 人と非常に高い疾患であるため、診断から治療まで幅広く出題されます．また、ポイントとなるキーワードが、他の疾患の選択肢の中に紛れ込んでくることも少なくないので、理解すれば得点に最も直結するといえるでしょう．しかし、いまひとつ理解に苦しむところでもあります．それはなぜか……？　医学生の皆さんがつまずくポイントはほぼ同じなので、その辺を中心に学んでいくことにしましょう．

◆ 教科書の羅列を暗記しない！

まず、教科書を開いて誰しも感じるのが、統合失調症の症状がわかりにくいということ．作為体験，作為思考，思考伝播，思考吹入，妄想知覚，幻聴，自閉，独語，感情鈍麻，連合弛緩，滅裂思考，言葉のサラダ，両価性などなど……．「まとめると，統合失調症っていうのは思考障害と自我障害の 2 つだよ！」などと言われても，なんだかピンときませんよね．

ここで多くの医学生が失敗をしてしまいます．それは，とりあえず全部暗記に走ってしまおうとするから．皆さんならそう難しくないことなのかもしれませんが，仮に丸暗記できたとしても，それって意味のあることなのでしょうか？

◆ 統合失調症を疑うためには

国試後に，皆さん全員に求められる能力は**統合失調症を疑うようになれること**です．上記のような単語をたくさん知っていても，それを達成する手段にはなりえません．

では，実際にはなにが大切かというと，精神疾患すべてに共通することでもありますが，**患者さんの言葉にこそ答えが隠れている**，という事実です．

> **重要　統合失調症のキーワード①**
>
> 「みんなに悪口を言われる」
> 「誰かに狙われている」
> 「周囲から注目されている」

例えば，上記はどれも典型的な統合失調症を示す訴えです．事実関係がなくても確信しているものを**妄想**といいますが，上記のような妄想を総じて**被害妄想**といい，統合失調症をまず考えるものになります．

〜注察妄想と被害妄想はどちらが正解？〜

上から3つ目の訴えは，**注察妄想**といったりもします．これは誰かに注目されているという妄想をピンポイントで表している言葉です．ときどき，被害妄想と注察妄想のどっちなの？という質問を受けますが，注察妄想は被害妄想のうちの1つです．そのため，質問の答えとしては，「**どちらも正解**」になります．

◆ 単語をキーワード化してみる

まずは統合失調症の全体像をつかむため，キーワードとなるものを pick up してみます．

> **重要　統合失調症を示唆する3つ**
>
> ①幻聴
> ②被害妄想
> ③考えがまとまらない

特に上記２つについては統合失調症のキーワードと言っても過言ではないので，確実におさえておきましょう．ちょっと難しいのが３番目の「考えがまとまらない」ですね．なぜなら，大小含めればほぼすべての人に当てはまってしまうことだからです．ですが，そこには明確な違いがあります．それをこれから説明していきましょう．

まず，統合失調症における「考えがまとまらない」は，**「他人と自分の思考がつながってしまうから生じる」**と端的に覚えてしまいましょう．こうしてみると，教科書にたくさん書いてある用語の１つ１つの意味がみえてくるはずです．

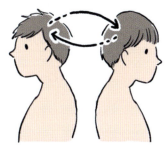

> **Amasawa's Advice**
> 統合失調症は「他人と自分の思考がつながる」と覚える！

例えば，自分から相手に考えが伝わってしまえば<u>思考伝播</u>．相手から自分に考えが伝わってしまえば<u>思考吹入，作為思考，作為体験</u>（させられ体験）となります．これは文字どおりですね．

また，考えごとをしているときに他人の考えが入ってくることで，<u>連合弛緩，滅裂思考，言葉のサラダ</u>なども生じてきます．これらについては補足が必要でしょう．

連合弛緩とは，簡単にいえば**病的な優柔不断**のことです．例えば，レストランで注文するときに数分程度迷うことはあるかもしれませんが，何十分〜何時間も決められなければ，ちょっと変ですよね．連合弛緩はそんなイメージです．
滅裂思考は**連合弛緩がひどくなったもの**で，言葉のつながりがおかしくなってしまったもの．例えば，「お腹が減ったから，洗濯しよう」など．言葉のサラダは**もはや文脈もなにもないもの**で，例えば「うどん！アヒル！映画！スノボ！学校の先生！」といった具合です．

これまでにすべてを暗記しようとした経験のある方は，とても大変だったと思いますが，根本を理解したうえでみると，とても簡単にみえたのではないでしょうか？　極論してしまえば，必要なのは用語ではなく，言葉だと著者は思うのです．それでは，患者さんからどういう訴えがあるのか，具体的にみていきましょう．

> **重要　統合失調症のキーワード②**
>
> 「考えが伝わってしまう」
> 「○○しろと【幻聴】に言われる」
> 「物事がなにも決められない」

　この発言を聞いて，**統合失調症っぽいかも**！というイメージを掴んでいただければ，まずはそれで合格です．

◆ 初学者へのアドバイス

　さて，序盤からだいぶクリアカットになったと思います．「これだけで大丈夫なの？（足りない？）」と感じる人もいるかと思いますが，要点を凝縮しただけの話なので，全く心配いりません．たくさんの科の勉強をしなければならない皆さんにとって，**何が必要で何が不必要なのかを抜き出す**というのはとても重要な課題です．これは『まとめてみた マッチング / 国試対策』でも「ライン引き」として紹介しています．

　もちろん，本書をきっかけに難しい教科書を読もう！と思った方は，とても素晴らしいと思います．ですが，国試に限ってしまえば，どんなに難しい教科書を読破したとしても，結局のところ本書の知識に集約してしまうことでしょう．

　なぜなら，**たくさんの医学書・論文を読んで得たものをまとめたものが本書の内容だから**です．たしかに，理解を優先するため，あえて削った部分もあります．しかし，なんでもかんでもではなく，欲張り過ぎないということ

が国試を乗り切るための最大のポイントなのです．

土台（基礎）をしっかり固めることさえできてしまえば，あとは皆さんなら簡単なことです．そこにたどり着くまでのお手伝いを，天沢（著者）にお任せください．

◆ スクリーニング2つ，重症度判定2つ

病歴で疑われれば，検査を行います．内科と同じアプローチですね．ただし，精神疾患は基本的に器質的異常がないことが前提なので，検査も患者さんの言葉・行動が頼りになります．

統合失調症のスクリーニングとしては，**MMPI**と**Rorschach（ロールシャッハ）テスト**の2つを覚えておきましょう．

そして，診断がついた後には統合失調症の重症度を客観的に測定するために**BPRS**というもの，ほかにも前頭葉機能を調べる**WCST**もしくは**FAB**が有用です．検査の内容については後で説明するので，これらが統合失調症の検査であるという理解と，それぞれ何を目的にした検査なのか（スクリーニング？重症度？）ということだけ，おさえておきましょう．

ただし，統合失調症の患者さんは病識に乏しく，これらの検査に非協力的であることも稀ではないため，診断をつけるためにはやはり病歴（患者さんの言葉）が最重要となることは忘れないでください．

～ PANSS（Positive and Negative Syndrome Scale）～

本人が非協力的でも，家族からの情報からでもできる統合失調症の検査が**PANSS**になります．210点満点で，点数が高いほど重症になります．実際には，**診断よりも経過（薬への反応性）で用いる**ことが多いですが，余裕があればおさえておきましょう．

◆ 覚えることが多くなってきた？

　覚えることが少し多くなってきましたね．ですが，統合失調症は精神疾患の最大の山場なので，ある程度は仕方がないと思ってください．逆にいえば，統合失調症（とうつ病）を完璧にすれば，後の労力はそこまでかからない科目です．

　さて，診断をつける流れまでは理解できましたね．次はいよいよ治療です．初学者にとって，精神科で最も不透明だと感じるのは治療領域だと思います．内科とは独立しているし，病態生理がハッキリとわからないためでしょうか？　現役医師でさえも苦手意識をもっている人は多いです．

◆ 統合失調症にはまず薬物療法を！

　まず大前提として，**抗精神病薬とは統合失調症の薬**である，というところをおさえておきましょう！　「抗精神病薬」なんて聞くとすべての精神科疾患を網羅しているように感じますが，そうではありません．

　では，抗精神病薬とはそもそも何なのか．その正体は**ドパミン遮断薬**です．古い薬である定型抗精神病薬と新しい薬である非定型抗精神病薬に分かれます．

　定型抗精神病薬としては，クロルプロマジン，ハロペリドールが挙げられます．これらは**副作用が強いけど効果も強力である**のが特徴です．具体的な副作用としては，以下の3つが代表的．

> **重要　ドパミン遮断薬の副作用3つ**
>
> ①**錐体外路症状**：パーキンソニズム
> ②**高 PRL 血症**：無月経，乳汁分泌，性欲低下
> ③**悪性症候群**：高体温，意識障害，筋固縮，多汗，CK 上昇

非定型抗精神病薬としては，リスペリドン，クエチアピン，オランザピンが挙げられます．これらは定型抗精神病薬とメカニズムが少し異なり，**副作用が少ない**のが特徴です．そのため，現在ではこちらが抗精神病薬の主流となっています．

　定型にせよ非定型にせよ，ドパミンを抑えることによって**精神症状に対して抑制作用がある**ということがポイントです．あとで学びますが，この抑制作用を利用してせん妄の治療にも使えます．

　効き目に個人差がある，服薬コンプライアンスが悪くなりやすい，基本的にずっと飲み続ける必要がある，など課題も多い抗精神病薬ですが，いかに早く治療介入できるかが予後を良くするかに関わってくることがわかっています．なので，皆さんが統合失調症かも？と疑えるようになるということは非常に重要なのです．

〜錐体外路症状のわかりにくいところまとめ〜

① **アカシジア**　　：座っていられない．ムズムズする
② **ジスキネジア**：口・手足が勝手に動く
③ **ジストニア**　：筋肉の一部が持続的に収縮し，特定の肢位を呈する

◆ 統合失調症には社会復帰も欠かせない

　統合失調症の治療を薬だけで終わらせてはいけません．抗精神病薬はあくまで対症療法に過ぎず，**症状を抑えながら社会復帰を目指す**，というのが本当の目標になります．具体的には，学生は学校へ，成人は仕事へ（小規模作業場など）と，本来いるべき場所に復帰させるということです．

　そのために必要なのが「**リハビリテーション（以後，リハビリ）**」です．入院中ももちろん行いますが，通院可能なくらいに落ち着いた場合は，施設に通ってもらうスタイルのリハビリを行います．これを**デイケア**といい，国試でもたびたび出題されています．具体的には，生活技能訓練（SST）などを行い，社会生活の質の向上を目指します．

> Amasawa's Advice
> デイケア → 統合失調症と対応させて覚える！

「**家から仕事に向かい，仕事が終わったら家に帰る**」．シンプルですが，この流れを大切にするのがデイケアになります．薬だけで終わらせてはいけない！ということをしっかり認識しておきましょう！

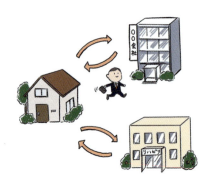

ただし，実際の臨床の話をしてしまうと，「社会復帰を目指す」というのはあくまで理想論であり，「悪化させない」という目標が多いのが現実です．

> ～平均在院日数が最も長い疾患～
>
> 統合失調症はとにかく治療が長期戦になります．すべての疾患の中で平均在院日数が圧倒的に長く，なんと**平均1年半**入院している，という驚きの長さです．もちろん，半年くらいで良くなってしまう例もありますが，なかには命尽きるまで病院で生活が必要というケースもあります．

余力があれば，**病識をもってもらう**（≒<u>心理教育</u>）ことを同時に行っていくということも覚えておいてください．

◆ 国試を解くポイント

さて，ここまでいろいろ掘り下げてきましたが，国試を解くうえで3つ

の得点差となるところがあるので，みていきましょう．

1つ目は年齢です．好発年齢は10〜20代（遅くても30代）になります．逆にいうと，**高齢者で初発の統合失調症は考えにくい**といえます．年齢だけでも統合失調症かどうかの判別がついてしまうことも多いため，ここは必ず意識しておいてください．

2つ目は**意識障害がない**ということです．もし，意識障害があるならば他の原因を考える，というのが鉄則になります．

3つ目は国試に限れば「**独語**」「**両価性**」もよくみかける統合失調症の症状であるということです．独語は，幻聴と対話形式をすることによって，周囲からみれば独り言を言っているように見える様を表したもの．両価性は，相反する思考，例えば「愛と憎しみ」，を抱くことです．

◆ 陰性症状とは？（Advanced）

大学の講義で，「統合失調症は陽性症状と陰性症状に分かれ〜〜」なんて聞いたことがある人もいるのではないでしょうか？　これについて補足しておきたいと思います．

陽性症状とは，本来ないはずのものがあることを指します．妄想や幻聴などがまさにそれです．これらについては，わかりやすい症状であるため，そうそう見逃されることはありません．

難しいのは，本来あるはずのものがない陰性症状です．それは考えることだったり，感情表出だったり，活動性だったりと患者さんによってさまざまですが，それらを端的に表す言葉が思考途絶，感情鈍麻，自閉（引きこもり）になります．抑うつ，意欲低下などが前面に出ると，うつ病など他の精神科疾患と誤診されてしまうことも稀ではありませんし，その鑑別はときに専門医でも難しいことがあります．また，陽性症状のようにドパミンを抑えればいいというわけではないため，陰性症状には抗精神病薬が効きにくいというところもポイントです．

◆ 単語は結局覚えるの？（Advanced）

　さて，1番始めに否定していた「単語」について，なんだかんだで触れてきました．ここまで読んできた皆さんなら理解できると思いますが，**わかっている者同士が端的に表現する際に便利なもの**が「単語」なのです．ただ暗記しても仕方がないと言ったのは，これが理由です．言い換えれば，本質を理解しなければ「単語」を覚えることなど全く意味のないことだということです．

「Aさんは，レストランにおいて注文を数時間以上決められないことも多いらしく，誰もいないところで死んでしまえと言われたり，自分はヒットマンに狙われていると訴えることがあります．ただし，そのようなことは実際にはありません．ほかにも……」と長々説明するよりも，

「Aさんは，幻聴，被害妄想，連合弛緩がみられ，日常生活に支障が出たため……」ということで，端的に統合失調症を示せるというメリットがあります．

　本質を学んだ皆さんにとっては，もはや後者の方が理解しやすいと感じたかもしれません．しかし，単語化にはデメリットもあります．それは，プレゼンする人の解釈がすでに入ってしまっている状態になるのです（つまり，エピソードを統合失調症であると決めつけてしまっている）．

　臨床では上記のような典型例ばかりではありません．そういったときに全員で共有するという意味では，生の患者さんの言葉の方がいいことも多々あります．やはり，患者さんの言葉にこそ答えは隠れているということは無視できない事実なのです．

◆ 難治性の統合失調症について（Advanced）

　難治性になりやすいものは，**小さい頃からゆっくり発症した場合や治療介入が遅れた場合**になります．逆にいえば，急性発症や早期発見できたものは予後良好ということですね．

抗精神病薬で対応ができない難治性のものについては，クロザリルという強力な薬や電気けいれん療法という特殊な治療を用いることがあります．ただし，これらは専門医のみに許された治療であるため，「そういうものもあるのかー」くらいで知っておけば十分でしょう．

◆ 統合失調症の合併症（Advanced）

有名な合併症を2つ．
① **強迫性飲水** ：低Na血症による脳浮腫を起こす．
② **緊張病症候群**：カタレプシー（同じ姿勢を保つ），反響動作（相手と同じ動作をずっと繰り返す），常同症，拒絶症を起こす．

◆ 統合失調症の検査内容（Advanced）

MMPI：質問に対し，「Yes」「Yes & No」「No」を医師が記入する
Rorschachテスト：10枚の図版を順番に見せて，何に見えるかを口頭で答えてもらう
BPRS：質問をして，それを参考に精神状態を医師が評価する
WCST：色，数，形に分けられたカードで，合わせゲームを行う

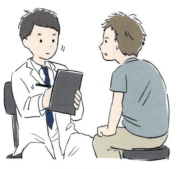

MMPI・BPRS

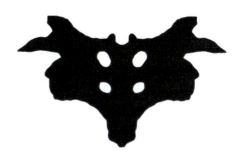

Rorschachテスト

～統合失調症のリアル～

　今はすっかり経過のいい患者さんですが，統合失調症が一番ひどかったときの体験記をノートに書いて持ってきてくれたので，ここで紹介させていただきます（一部改変）．

　「家にあるものすべてが，自分なのか自分じゃないのかわからない．外では雨がザーザー降っている．きっと自分の噂話をしている．風もピューピュー吹いている．きっと自分を嘲笑っているのだろう．いつもみたいに幻聴さんが批判的なことを話しかけてくるから，それに反応したり笑ったりしちゃう．それを周囲の人は気味悪く思っているようだ．僕は普通に反応しただけなのに……．聴こえるものは聴こえるし，現実で起こっていることなのに．だから，それを一生懸命考えようとしてみた．でも，だめなんだ．まとまる前に絶えず情報が周りから僕の中に入ってくるし，僕から外にも漏れていく．自分とは何なのかがわからなくなる．だから，自分がおかしいと感じることもない．そうしているうちに分裂病（※昔の統合失調症の呼び方）と言われた．自分はおかしくないのに，おかしいって．」

　タイトルをつけるとしたら，なんですか？と尋ねると，「特に決まったものはありませんが，この病気は**自分とそうでないものの区別が曖昧になる病気**だと思います」と仰られました．それがすごく印象的であり，すごく真実味があるなぁ〜と感じました．

疾患のまとめ 統合失調症

好発	10〜20代
症状	**幻聴**，**被害妄想**，**作為体験**，作為思考，思考伝播 **連合弛緩**，滅裂思考，言葉のサラダ **思考途絶**，感情鈍麻，自閉，抑うつ，意欲低下 独語，両価性，一次妄想 ※被害妄想の中には，注察妄想，関係妄想，誇大妄想，発明妄想，血統妄想，宗教妄想，被毒妄想，被愛妄想が含まれる．
合併症	**強迫性飲水**（→低Na血症） **緊張病症候群**（カタレプシー，常同症，反響動作）
キーワード	「自分の考えが人に伝わる」 「みんなに悪口を言われる」 「誰かに狙われている」 「周囲から注目されている」 「○○しろと【幻聴】に言われる」 「物事がなにも決められない」
検査	**MMPI**，**Rorschachテスト** **BPRS**，**PANSS**，**WCST**，FAB
治療	**抗精神病薬**（ハロペリドール，リスペリドンなど） **社会復帰**（デイケアなど） **心理教育** （※重症例にはクロザリル，電気けいれん療法）
備考	有病率は約1％ 小児の慢性発症は難治性になりやすい **意識障害はない** 平均在院日数が長い

解いてみた
統合失調症

100H31

18歳の女子．高校に入学して間もなく，学校での些細なことをきっかけに，腹痛を理由に登校しなくなった．家族の説得で登校したり，しなかったりが続き，結局1年後には中退してしまった．その後，1年ほど自室に閉じこもり，家族ともあまり口をきかず，外出の働きかけに興奮気味に反発し，最近「自分の考えが人に伝わる」，「家族が不幸になる」などと言うようになった．
最も可能性の高いのはどれか．
a　不登校
b　境界性人格障害
c　うつ病
d　妄想性障害
e　統合失調症

思考のプロセス

　問題文がざーっと長いですが，最も注目すべきは**患者さんの言葉**です．特に，「自分の考えが人に伝わる」というのは，統合失調症に特徴的な被害妄想のキーワードですね．年齢的にも矛盾しません．ということで正解は **e**．

　その他の選択肢もみていきましょう．aの**不登校は国試的に精神疾患を疑う手がかり**にはなりますが，それ以上でもそれ以下でもありません．なにより，他の事象が説明つきませんね．b〜dは後ほど学びますが，年齢・性別や病歴などが合致しません．

　このように適切にキーワードをみつけることができれば，国試の問題（特にマイナー科）は解けてしまうことがほとんどです．必要なのは無味乾燥な暗記ではなく，柔軟に対応することなので，疾患のイメージを持つことがとても大切になってくるのです．

オリジナル

16歳の男子．半年前から不登校になり，両親に連れられ来院した．半年前から次第に寡黙になり，自室に閉じこもることが多くなった．最近は誰もいないのに「今，外にいたのは誰？」「狙われている」などの発言がみられる．また，「近所の人が自分の悪口を言う」とも話す．その事実はない．
この疾患でみられる症状はどれか．**3つ選べ．**

a　意識障害
b　作為思考
c　幻覚
d　妄想知覚
e　むちゃ食い

思考のプロセス

「近所の人が自分の悪口を言う」というのは，（事実ではないことから）統合失調症に特徴的な被害妄想と捉えられます．年齢的にも統合失調症に矛盾しませんね．統合失調症の症状は①幻覚，②被害妄想，③考えがまとまらない（≒他人と自分の思考がつながる）の3つでした．なので，**b**と**c**はすぐに選べると思います．残りは消去法を使っていきましょう．

aは絶対に選んでほしくない．統合失調症は意識障害を起こさないのがポイントです．**e**に関しては，関係なさそうですね．残った**d**が正解．

ちなみにですが，妄想知覚とはてんとう虫が自分の服に止まったのを見て大災害が起きる……！など，**知覚したものに変な意味づけをして確信すること**です．一次妄想というグループに入り，他にも妄想気分，妄想着想などというものが，このグループに入ります．一次妄想は，**理解不可能な内容**のもの．逆に，被害妄想などの二次妄想は，内容の理解が可能≒現実的（誰かが悪口を言っているというのはありうる）なものです．覚え方としては，**一次妄想は妄想○○で，二次妄想は○○妄想**，と名前の順に着目すればいいでしょう．一次妄想は統合失調症でみられることがほとんどです．二次妄想はそれぞれの妄想がどの疾患でみられるかを（これから）覚えていきましょう．

105B11

統合失調症の心理・精神機能評価として適切でない検査はどれか．

a Rorschach テスト
b Minnesota 多面人格検査〈MMPI〉
c Mini-Mental State Examination〈MMSE〉
d ウィスコンシンカードソーティングテスト〈WCST〉
e 簡易精神症状評価尺度［Brief Psychiatric Rating Scale〈BPRS〉］

思考のプロセス

　統合失調症の検査について問われています．統合失調症の検査といえば，MMPI，Rorschach テスト，BPRS，WCST あたりはスラスラ出てきてほしいところです．よって，該当しない c が正解．MMPI・Rorschach テストは統合失調症のスクリーニングに，BPRS は統合失調症の重症度を調べるもので，WCST は前頭葉機能を調べる検査……と，それぞれどんな検査であるかまで言えれば完璧です．

　ちなみに，c の MMSE は認知症のスクリーニングとして超有名ですね．こっちを知っているだけでも解ける問題なので，この問題自体は簡単だったと思いますが，統合失調症の検査を復習できるいい問題なので，載せておきました．

101A5

18歳の男子．1年前から昼夜逆転の生活となり，心配した母親に伴われ来院した．高校2年生までは友人も多く，クラブ活動にも積極的に参加していた．1年前から徐々に口数が減り，最近はほとんど話をしなくなった．隣人が見張っていると言いだし，部屋のカーテンを一日中閉めたままにしていたり，隣人の悪口を言ったりするようになった．意識は清明．身長175 cm，体重56 kg．表情は硬く，質問に対してもほとんど返答しない．
適切な治療薬はどれか．
a　抗てんかん薬
b　抗精神病薬
c　抗不安薬
d　抗うつ薬
e　睡眠薬

思考のプロセス

「隣人が見張っている」というのは，統合失調症に特徴的な被害妄想のなかでも，注察妄想といわれるもののキーワードです．統合失調症の治療薬といえば，抗精神病薬でしたね．よって **b** が正解．

やや Advanced ですが，「徐々に口数が減り」というのは感情鈍麻で，「隣人の悪口を言う」は独語と捉えることもできます．これらは統合失調症の症状の中でも **"陰性症状"** と言われるものでした．他に，自閉，思考途絶，抑うつ，意欲低下などもありますが，個人差が大きく，キーワード化するまではいかないでしょう（実際の臨床でも，陰性症状を見極めるのは難しい！）．

本問からもわかりますが，「友人も多く，クラブ活動にも積極的に参加していた」というように，健常な人にも起こりうる病気だと認識しておいてください．

110D16
統合失調症治療薬の抗ドパミン作用と関連した副作用はどれか．**2つ選べ．**
a　嘔　吐
b　口　渇
c　無月経
d　手指振戦
e　体重減少

思考のプロセス

　言い換えると，抗精神病薬の副作用はなにか？ということですね．覚えておくべきは，①錐体外路症状，②高PRL血症，③悪性症候群の3つでした．よって，高PRL血症の1つである **c** と，錐体外路症状の1つである **d** が正解になります．他の選択肢はみるまでもありません．

106F17

48歳の男性．閉じこもりがちの生活を心配した両親に伴われて来院した．25歳時に統合失調症を発症して以来，外来通院で治療を続けてきた．病識はあるものの，長期間に渡って軽度の幻聴や関係妄想が残存し，15年前から就業していない．家庭では問題なく日常生活を送ることができている．服薬は遵守している．高齢の両親と3人で暮らしている．

現時点の対応として適切なのはどれか．
a 入院治療
b 抗うつ薬の処方
c 両親への心理教育
d デイケアへの通所
e グループホームへの入所

思考のプロセス

現在は48歳ですが，25歳時に統合失調症を発症しているため年齢的な矛盾はありませんね．幻聴はまだ残っているようですが，**問題なく日常生活を送ることができているのは精神疾患としてはコントロール良好である**ことを示しています．精神疾患の肝は，日常生活に支障をきたしているかどうかだったことをもう1度再認識しておきましょう．

さて，統合失調症の治療は抗精神病薬だけでなく，社会復帰も欠かせない要素でした．服薬は遵守できているので，次に就業を目標としたいところです．統合失調症のリハビリといえば，デイケアでしたね．よって**d**が正解．

他の選択肢についてもみてみましょう．aは必要ありませんね．コントロールはついていると考えます．bも違いますね．うつ病を合併しているエピソードはありません．cは"病識をもってもらう"というものでした．本人自身も「病識はある」と記載があるので，不要です．eについては家庭環境に問題があるときに考慮しますが，「家庭では問題なく……」とあるので，必要ありません．

105A23

35歳の男性．反応が鈍く奇妙な姿勢をとることを心配した会社の上司に伴われて来院した．半年前から上司に「誰もいないのに職場の同僚からの悪口が聞こえてくる」と訴えていた．昨日から「会社に殺される」，「考えていることが会社に筒抜けになる」などと独り言をつぶやいていたかと思うと，黙り込んで開眼したまま無反応になったという．診察時に右手を挙上させるとそのままの姿勢をいつまでも保持する．
最も考えられる診断はどれか．

a　うつ病
b　適応障害
c　緊張病症候群
d　広汎性発達障害
e　Korsakoff症候群

思考のプロセス

「悪口が聞こえてくる」は被害妄想，「考えていることが筒抜けになる」は他人と思考がつながると捉えられます．好発年齢からは若干外れますが，許容範囲内でしょう．……と，思いましたが，選択肢に統合失調症がありませんね．これは困った．ですが，キーワードからは統合失調症を示唆するので自信をもっていきましょう．

「診察時に右手を挙上させるとそのままの姿勢をいつまでも保持する」というのは，カタレプシーの特徴的なものです．統合失調症の合併症である緊張病症候群の1つでしたね．よって**c**が正解．統合失調症の合併症を尋ねている問題だったわけですね．蓋を開けてみれば簡単．

1点質問です．統合失調症に意識障害はないと散々言ってきましたが，例外があります．なんでしょう？……それは，**強迫性飲水を合併したとき**です．いわゆる水中毒になるため，低Na血症となり，脳浮腫による意識障害を生じるのです．ただ，これはあくまで統合失調症に起こりやすい合併症というだけであり，基本的には統合失調症で意識障害は起きない，とインプットしていて問題ありません．

2 うつ病

究極のマイナス思考で死に至る病

> **国試の傾向と対策**
>
> こちらも頻出の疾患です．生涯有病率は **6％前後** と高く，社会的にもかなり認識されており，統合失調症と違って「専門医に任せておけばいい」疾患ではありません．**他の疾患との合併も多いため**，国試だけで終わらず研修以降のことも考えて学んでおきましょう．

◆「うつ」ってそもそもどんな感じ？

統合失調症よりはとっつきやすいのではないかと思います．よく嫌なことがあると，「うつだわ〜」なんかと日常でも使いますよね．

実はこのニュアンスにこそ，ヒントが隠されています．私たちが普段使うときでも，「気分が落ち込んでいる」ことを表現するために使いますよね．でも，そう言えるのは，元の状態にいずれ戻れると考えているからです．例えば，テスト前に「うつだわ〜」という状態になっても，その後の解放感を味わえるとか，飲み会で大はしゃぎできる，だからこそがんばれるんですよね．

では，うつ病はどうかというと，日常生活に支障をきたしているレベルにまでなっている状態なのです．言い換えると，元の状態に戻れず，ずっとテスト前のような状態が続いているようなものです．

◆ 抑うつによる連鎖反応

正確には，落ち込んでいる状態を「**抑うつ**」と表現します．「うつ」はあくまで病名なので，症状を示したいときは「抑うつ」と言いましょう．

抑うつを具体的に表現すると「**楽しいと思うことがなくなる**」です．これをきっかけに，さまざまな異常が生じてきます．
　代表的なところとしては，意欲がなくなる（**意欲低下**），集中力がなくなる（**思考制止**）など．「最近仕事でミスが増えてきた」という訴えが，うつ病の初期症状であることも稀ではありません．思考制止は，統合失調症の思考途絶とは区別できるようにしておきましょう．

> Amasawa's Advice
>
> 思考途絶 → 統合失調症
> 　　思考制止 → うつ病

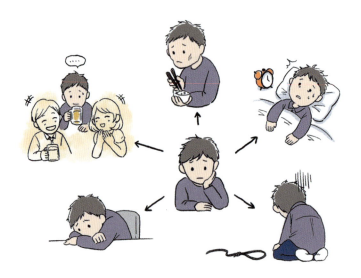

　それから，身体症状として出てくることもあります．代表的なところとしては，**睡眠障害**（**特に早朝覚醒**），**食欲低下による体重減少**あたりです．睡眠障害は90％以上の患者さんで起こると言われており，かなり重要なポイントです！　それから，うつ病は朝に増悪する傾向があることが知られており，「はぁ，今日も1日が始まってしまった……」と落ち込んだ気持ちでその日をスタートするのです．

　このような症状が続くことで，どんどん悪化してしまい，最終的には「自

分は死んだ方がいいんじゃないか」と自殺を考えるようになります（**希死念慮**）．基本的に希死念慮がみられた場合には，入院治療が望ましいといえるので，うつ病を疑った際には必ず問診しておきましょう．

◆ 妄想も追い打ちをかける

さらに，うつ病では下記のような妄想がみられます．繰り返しになりますが，妄想とは実際にはないものなので，その事実関係をきちんと確かめることが重要です．

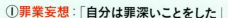

> **重要　うつ病の妄想3つ**
>
> ①**罪業妄想**：「自分は罪深いことをした」
> ②**貧困妄想**：「お金がなくてどうにもならない」
> ③**心気妄想**：「治らない重大な病気にかかっている」

これらの妄想を総じて**微小妄想**といいます．これらがみられないうつ病もありますが，みられた場合には必ず専門医フォローとすることが肝心です．

◆ うつ病患者さんの訴え

ここまでを理解したうえで，実際の患者さんがどのように訴えるのかをみていきましょう．人によっていろいろな言い方をしてきますが，ニュアンスでつかんでおくと応用がきくと思います．

> **重要　うつ病の訴え**
>
> 「何をしても楽しくない」
> 「やる気がでない」
> 「考えが頭に浮かばない」
> 「死にたいと思う」

つまり，すべてが究極のマイナス思考となっているわけです．もともと，真面目で責任感の強い人がなりやすいので，「なんとかしなくては……」と本人も考えています．しかし，元の状態に戻せないのがうつ病という病気なので，そうそううまくはいかないのです．

皆さんは大きな失恋を経験したことがあるでしょうか？　次の日の朝は身体がダルく，なにをしても楽しくなくなり，「死にてー」と半分本気で思ったり，もっと何かできたんじゃないか？と，自分を責めたりした経験がある人もいるのではないでしょうか．極論すれば，うつ病の患者さんはその状態がずっと続くわけです．自殺率が15％と非常に高いのも理解できるのではないでしょうか？

◆ 治療は3つの矢で！

うつ病の深刻さについて理解を得たところで，治療についてみていきたいと思います．統合失調症と同様に，複数のアプローチが必要というところがポイントになります．本書では3つに分けていきたいと思います．

◆ 治療1の矢！　適切な薬物治療

セロトニンやノルアドレナリンを増やすことで気分や意欲が上がるといわれています．そのため，これらを増やすような薬を用います．

まず，現在主流である **SSRI**（パロキセチンなど）について．これは選択的にセロトニンを増やす薬になります．副作用も少なく，"まずはこれから"といった立ち位置です．ただし，抗うつ薬の反応は個人差も大きく，効きが悪いときにはSNRIやNaSSAと呼ばれるセロトニン＋ノルアドレナリンを選択的に増やす薬も検討します．勘違いしやすいところですが，SNRIはノルアドレナリンだけを選択的に増やす薬ではないことに注意しておいてくださいね．

ほかには**三環系抗うつ薬**（イミプラミンなど）などもあります．これは強力

な作用を持ちますが，副作用も強い．特に抗コリン作用が前面に出てしまい，口渇や排尿障害などが問題となります．

◆治療2の矢！ 本人との約束

薬物治療だけではなく，**重大な決断をしない約束をする**ようにしましょう．具体的には，命を絶つ（自殺を遂行する），仕事をやめる，離婚する，などの決断をしないという約束です．

気分が落ち込んでいるときに冷静な判断はできません．これは私たちも例外ではありませんね．視野が狭くなってしまっているときほど，「もうこれしかない！」と思い込んでしまいがちであり，その行動による後悔もまた増悪因子となってしまいます．その思考回路を徐々に変えていくような**精神療法**（**例えば認知行動療法**）も，もちろん有効です．

◆治療3の矢！ 周囲の人の理解

治療が成功するかどうかは，本人，医師だけでなく，周りの人がいかに支えてくれるかというところにもかかってきます．例えば，うつ病の人を励ましてはいけないというのは有名ですよね．たとえ好意で「頑張れ」と言っても，「頑張ってないと思われているんだ……」と捉えられてしまう可能性があります．うつ病は究極のマイナス思考であることを忘れてはいけません．

それから，楽しませようとする行為も同様にNGです．「楽しいことのはずなのに，自分は楽しめていない……」と感じることが多いようです．

極論してしまうと，一般人の余計なおせっかいは禁忌ということです．とにかく必要なことは**休養させること**です．周囲の人ができることは，本人が立ち上がるのを支えるだけであり，ここを理解してもらえるかどうかは，皆さんの説明力次第といえるでしょう．

> **重要** **うつ病の治療の矢3つ**
>
> ① **適切な薬物治療**：SSRI, SNRI, NaSSA, 三環系抗うつ薬！
> ② **本人との約束（＋認知行動療法）**：重大な決断をしない！
> ③ **周囲の人の理解**：休養させるための環境をつくる！

重症のうつ病の場合，統合失調症でもでてきた**電気けいれん療法**も有効です．

◆ 国試を解くうえでのポイント

最近では，子供のうつ病などが問題になりつつありますが，国試に限れば**子供には起こりにくい**というのがポイントです．現実の厳しさを知り，夢や目標を見失いやすい中高年に好発すると覚えておきましょう．精神疾患に限りませんが，疫学は問題を解くうえで絶対に欠かせないファクターです．

◆ うつ病のスクリーニング（Advanced）

専門外来を除いて，一般外来ではなかなか精神科疾患と決め打つことは難しい（基本的に器質性疾患の除外が必要だから）です．そこで，研修医になってから使える，うつ病のスクリーニングについて学んでおきましょう！

① **この1か月で楽しいと感じたことはありますか？**
② **死にたくなることはありますか？**

この2つの質問がどちらも陰性（No）であれば，うつ病の可能性はほぼ否定してよいとされています．しっかり学んできた皆さんにとっては「これだけでいいの？」と感じたかもしれませんが，忙しい現場においては簡便なので非常に役立ちます．国試後は知識が抜け落ちると思いますが，これについてはぜひ覚えておいてください（感度97％，特異度67％）．何科に進むにせよ，"**うつ病は死ぬ病気である**"ということは忘れないでほしいです．

◆ うつ病の重症度を判定（Advanced）

　うつ病の重症度を判定するための検査に，**Hamilton うつ病評価尺度**（**HDRS**）という心理検査があります．これは，患者さんに質問をして，それに対する状態をみながら医師が評価をする検査になります．おおよそ15点で中等度，20点で重度になりますが，まぁ……余裕がある人だけ覚えておけばよいでしょう．実際に重視するのはやはり，希死念慮があるか，日常生活にどれくらい支障がでているか，というあたりです．

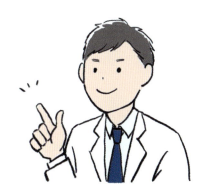

疾患のまとめ うつ病

イメージ	究極のマイナス思考
好発	中高年
病前性格	真面目，勤勉，責任感が強い
症状	抑うつ，意欲低下，思考制止 希死念慮 睡眠障害（特に早朝覚醒），体重減少，食欲低下，疲労感
妄想	微小妄想（罪業妄想，貧困妄想，心気妄想）
キーワード	「何をしても楽しくない」 「やる気がでない」 「考えが頭に浮かばない」 「死にたいと思う」 「自分は罪深いことをした」 「お金がなくてどうにもならない」 「自分は大きな病気にかかっている」 「朝早くに目が覚めてしまう」
検査	Hamilton うつ病評価尺度（HDRS）
治療	抗うつ薬（SSRI，SNRI，NaSSA，三環系抗うつ薬） 重大なことを決断しない約束（自殺・退職・離婚など） 認知行動療法 休養させる（励ましや気晴らしの誘いは NG） （※重症には電気けいれん療法）
備考	朝に症状が重くなる

解いてみた
うつ病

100E35

うつ病について正しいのはどれか．

a 自殺は少ない
b 気分転換で改善する
c 薬物治療に反応しない
d 意欲の障害がみられる
e 気分の日内変動はみられない

思考のプロセス

　1つずつみていきましょう．aは違いますね．**うつ病は死に至る可能性の高い疾患**（≒自殺）**である**と認識することが大切です．bも違いますよね．気分転換で改善しない，むしろ悪化する可能性すらあります．迷ってしまった人はしっかり本文を見直しておきましょうね．cも違います．薬物療法は治療戦略の大切な1つです．**d**が正解．意欲低下はみられます．eは違いますね．うつ病は**特に朝に増悪する**傾向があります．

110I34
うつ病の患者で，抑うつ気分と関連してみられる妄想はどれか．**2つ選べ**．
a　被毒妄想
b　迫害妄想
c　憑依妄想
d　罪業妄想
e　貧困妄想

思考のプロセス

　うつ病の妄想といえば，微小妄想であり，①罪業妄想，②貧困妄想，③心気妄想の3つでした．よって **d，e** が正解．

　ちなみに，a，b，cは統合失調症における被害妄想の1つに該当するものたちです．

107I43

55歳の男性．駅のホームで立ちつくしているところを保護され，遺書を持っていたため，会社の上司に伴われて受診した．2か月前から1日中憂うつで仕事も手につかずに悩んでいたという．「勇気はないので死ねない」，「迷惑をかけるのが嫌なので1人にしてほしい」と帰宅を希望する．
まず行うべき対応はどれか．

a　1人で帰す．
b　精神科に入院させる．
c　すぐに警察に連絡する．
d　抗うつ薬を点滴静注する．
e　自殺念慮について具体的に尋ねる．

思考のプロセス

遺書を持っていた，ということより希死念慮の可能性が読み取れます．「2か月前から1日中憂うつ」とあり，うつ病が疑われますね．うつ病のスクリーニングとして，①**この1か月で楽しいと感じたことはありますか？** と，②**死にたくなることはありますか？** の2つも満たしますね．よって **e** が正解．

他の選択肢もみてみましょう．a は禁忌．自殺を遂行してしまう可能性があります．b については迷った人もいるかと思います．しかし，ちょっと早計です．「精神科入院が必要かも……！」と今後のことを見通しておくのはとても大切なのですが，まずはきちんと診察をすることが優先されます．c の警察に連絡するのは，**自傷他害のおそれがあるとき**です．受診時にそういうエピソードはみられていませんね．d も早計ですね．治療はあくまで診断ありきです．仮に抗うつ薬を投与するとしても，まずは経口投与が基本となります．

101G60

38歳の男性．職場の課長から，最近疲れている様子で欠勤や遅刻も多いので指導してほしいという相談を受け，産業医が面接した．半年前の本年4月，係長に昇進し，はじめは意欲を持って業務をこなしてきた．6月からはいつも気分が憂うつで，気力が失せてきた．8月からは就床しても仕事のことを考えて寝つけないことが多く，朝起きるのもつらくなった．以前は，休日には欠かさず子供と近所の公園で遊んでいたが，最近は家でごろごろするだけになった．上司に叱責された翌朝には会社に行くのがおっくうで，気が付くと会社とは逆方向の電車に乗っていたこともあった．

産業医の発言として適切なのはどれか．

a 「特に異常がないので様子をみましょう」
b 「弱音を吐かずにもっとがんばりましょう」
c 「心の病気であることを課長に報告しておきます」
d 「いっそのこと死んでしまいたい，と思うことはありますか」
e 「仕事が向いていないので係長職をはずしてもらいましょう」

思考のプロセス

「憂うつ」とあり，意欲低下や睡眠障害もみられていますね．前問と異なり，こちらは身体症状なども含めてうつ病に典型的なエピソードがみられているので，うつ病と診断していいでしょう．うつ病において，希死念慮の有無はとても大切です．よって，**d**が正解．

他の選択肢もみてみます．aは禁忌．明らかに日常生活に支障をきたしているわけですから，治療介入が必要な状況といえます．ちなみに，**国試的に「様子をみる」は正解にならない**，というテクニックも知っておきましょう．正解になりうるとしたら，「経過をみる」という表現になります．bも禁忌．励ましてはいけないというのは一般の人でも知っています．cも禁忌．守秘義務違反は刑事訴訟になりますね～．eも絶対ダメ．重大なことは決断させない！　本書で学んだ皆さんなら，楽勝だったと思います．

106I78

48歳の男性．不眠を主訴に来院した．6か月前に自ら望んで転職し，当初は順調であったが，2か月前からは気分の落ち込みと作業能力の低下とを自覚していた．最近の1か月は転職したことを後悔して食事も摂れなくなり，不眠が次第に悪化してきたという．本日会社を早退し，自宅で遺書を用意していたところを妻に発見され受診した．
現時点の対応として適切なのはどれか．**2つ選べ．**
a　できるだけ早く休息をとらせる．
b　現在の職場を辞めるように勧める．
c　自殺を計画したことをとがめる．
d　自殺について触れないようにする．
e　治療が必要な病気であることを説明する．

思考のプロセス

　気分の落ち込み（＝抑うつ）があり，睡眠障害，食欲低下などがあることから，うつ病に典型的といえます．「遺書を用意していた」というところから，希死念慮もあることが伺えます．うつ病の治療戦略としては，①適切な薬物療法，②本人との約束（＋認知行動療法），③周囲の人の理解の3つの矢が大切でした．よって **a，e** が正解．

　他の選択肢もみていきましょう．bはだめですね．重大な決断をさせてはいけません．cも論外．うつ病の患者さんは究極のマイナス思考になっていることを忘れてはいけませんよ．それに医師が患者さんをとがめるなんて，今の時代ありえません．dは一見選んでしまいそうですが，触れないようにするのではなく，なぜそう思ったのかを傾聴したうえで自殺しないよう約束することが大切になります．なので，むしろ**積極的に聞きにいくべきところ**です．

　特にeは重要です．「**あなたのせいではなく，病気のせいでうまくいかない状態になっているんですよ**」という一言を声掛けするだけで，「救われた！」と思う患者さんも多いように思います．言葉1つで治療ができるなんて，とても素敵ですよね．

3 双極性障害

うつ病との最大の違いは治療方針

国試の傾向と対策

うつ病と同じ「気分障害」のカテゴリーに含まれる疾患ですが，**うつ病とは異なる疾患であると認識することがまず第一歩です．100人に1～2人程度**の有病率であるため，決して稀な疾患ではありません．

◆「抑うつ」があるからうつ病……ではない

前章で学んだうつ病は，多彩な症状を呈する病気であることがわかったと思います．しかし，ここで間違えやすいのは，「抑うつ＝うつ病」と安易に考えてしまうことです．"抑うつ"は他の精神科疾患（例えば統合失調症の陰性症状など）でもみられるため，鑑別が必要なのです．

その鑑別の1つに挙がるのが，この双極性障害です．うつ病のイメージとしては「究極のマイナス思考」という感じでした．対して，双極性障害のイメージは**「気分の波が激しい」**とつかんでおくといいと思います．もちろん，健常者にも感情の起伏はありますが，本疾患はその振れ幅が顕著であり，抑うつ＆躁のどちらかに振れすぎてしまう，というのが問題になります．

◆ テンションが高すぎると嫌われる

"抑うつ"についてはすでに学んだため，今回は"躁"について説明していきましょう．気分が高まりすぎることで，**自尊心の肥大**（例：自分はなんでもできる），**誇大妄想**（例：口座に1,000億円入っている），**観念奔逸**（例：アイデアが浮かんで止まらない）などの特徴的な症状を呈します．

これだけをみると"抑うつ"に比べて全然深刻に感じないかもしれません．

しかし，双極性障害のほうがうつ病よりも自殺率が高いと知ったらどうでしょうか？　ここで，精神疾患の本質である「日常生活に支障をきたす」という視点を思い出してください．

　気分高揚により，**睡眠欲求が減り，活動性の増加**（**行為心迫**）がみられます．「明日BIGなことをやる」「こんなアイデアはどうか」などと**多弁**（**談話心迫**）にもなり，これが昼夜問わず続きます．聞く側がそれを聞き流そうとしても，「ちゃんと聴いているのか！」と攻撃的な態度（**易怒性**）を示すため，すぐにケンカになることもしばしば．この調子が毎日続けば，さすがに一緒にいる人は参ってしまいますよね．

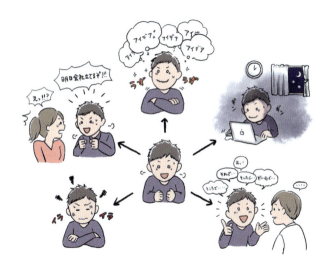

　その他，突然大きな借金を作るだとか，注意散漫になるだとか，性欲が亢進するだとか，それによって社会的な信用をなくす行動や周囲の人を裏切る行為が増えることが問題となります．特に，**治療の協力者であるべきはずの親しい人とのトラブルが目立つ**ため，より深刻になってしまいます．「怒りっぽくていつも多弁な人」を，それでもいいと受け入れてくれる人は，そんなに多くはいないかと思います．

　"気分が高揚している"というプラスのイメージは，双極性障害を考えるうえでは忘れてください．抑うつのような"明らかに病気"みたいな状態で

は，周りの人も優しい手を差し伸べてくれるものですが，元気にみえる人には，

「なんだアイツ．……キャラ難だし関わるのやめよ」

と冷たくされがちです．それによってますます辛い状態に本人は追い込まれる．そうこうしているうちに抑うつ状態にもなり，少し行動できるくらいに戻ったところで自殺に至ってしまう，というストーリーは想像に難くないと思います．

双極性障害では，**周囲の人との人間関係が悪化することが問題である**，というポイントはぜひおさえておいてください．

◆ うつ病との最大の違いは治療 !!

細かい点は他にもありますが，うつ病との最大の違いは治療薬物が全く異なることです．抗躁薬として代表的な**炭酸リチウム**が 1st choice です．

Amasawa's Advice

双極性障害 ⇔ 炭酸リチウムは 1 対 1 対応

そのほかに，**抗てんかん薬**を使うことも必須暗記事項です．炭酸リチウムも抗てんかん薬も作用機序は不明ですが，気分を安定させる（波を穏やかにする）効果があるため，合わせて**気分安定薬**と呼んだりもします．

どちらも中毒域が狭く，血中濃度をモニタリング（= TDM）して，慎重に投与量を定めていく必要があるということもおさえておきましょう．

「うつっぽいから，とりあえず抗うつ薬」というのは論外であり，うつ病と双極性障害とは全く異なる疾患であると理解しておくことが，双極性障害におけるポイントになります．

～双極性障害に抗うつ薬を使うべきか？～

　結論から言えば，現時点で明確な答えはありません．専門家の中でも意見が分かれているため，国試に出ることはないでしょう．ただ，最近では，**双極性障害はうつ病よりも統合失調症に近い**，と言われています．

　統合失調症には陽性症状と陰性症状がありました．言われてみれば「あ，たしかに！」かと思いますが，両極端な感じが似ていますよね．そのため，難治性の双極性障害には**抗精神病薬**や**電気けいれん療法**を行うことで効果が得られることも，しばしばあります．

　また，双極性障害でみられる誇大妄想は**統合失調症の慢性期でもみられることがある**という点も類似しています．ただし，双極性障害では理解可能な内容であるのに対し，統合失調症では理解不可能な内容であるという違いがあります．後者は，その内容によっては血統妄想（自分は高貴な人の血を引いている）や着想妄想（自分は神の生まれ変わり）ともいわれるものです．

疾患のまとめ 双極性障害

イメージ	気分の波が激しくなる
症状	**観念奔逸，多弁（談話心迫），睡眠欲求の減少** 自尊心の肥大，**活動性の増加（行為心迫）**，性欲亢進 **攻撃的な態度，易怒性**，注意散漫，抑うつ
妄想	**誇大妄想**
キーワード	「自分はなんでもできる」 「口座に 1,000 億円入っている」 「アイデアが浮かんで止まらない」 「夜は眠らなくても平気です」
治療	**炭酸リチウム，抗てんかん薬** （※重症には抗精神病薬，電気けいれん療法も）
備考	再発しやすく，自殺率はうつ病より高い 基本的に入院治療が必要な疾患である

解いてみた
双極性障害

オリジナル

気分障害でみられないものはどれか.
a　観念奔逸
b　思考途絶
c　思考制止
d　談話心迫
e　誇大妄想

思考のプロセス

　気分障害とは，国試的にはうつ病と双極性障害の2つのことです．a, d, eは双極性障害で，cはうつ病でみられるキーワードでしたね．よって，残った**b**が正解．思考途絶と思考制止はしっかり区別して覚えておきましょう．

107I20
躁状態の患者の発言と考えられるのはどれか．
a 「夜なかなか寝つけません」
b 「夜中に何度も目が覚めます」
c 「寝ていると金縛りに遭います」
d 「夜は眠らなくても大丈夫です」
e 「脚がむずむずしてよく眠れません」

思考のプロセス

　気分が high な状態になっているとイメージすれば，そう難しくはないでしょう．**d** が正解になります．

　他の選択肢もみていきます．a と b も睡眠に関するものですが，これらは「眠りたいけど，眠れない人」の言葉ですよね．いわゆる"不眠症"の人の訴えになります．躁病は，根本的には「眠らないでいい」と思っているわけですから，これらは真逆の訴えといえます．c も関係ありませんね．e は後ほど学ぶ，むずむず脚症候群という疾患に特徴的な訴えです．

102A28 改変

32歳の男性．妻と子供とに暴言を吐くため，見かねた両親に伴われて来院した．高校2年生のとき，特にきっかけもなく元気がなくなり，3か月間学校を休んだことがある．その時は特に治療を受けずに回復し，その後は順調であった．3か月前から，職場で上司や同僚と口論することが増え，注意を受けると不機嫌になり，反抗的な態度を示すようになった．夜間や休日の外出が増え，浪費が著しい．普段は上機嫌で饒舌だが，ちょっとしたことでいらして悪態をつく．妻が浪費を注意すると激昂して暴言を吐く．幼い子供が泣きやまないと怒鳴りつける．元々は機会飲酒程度であったが，最近は酒量が増えた．本人は，心身の不調は全く自覚しておらず，両親の懇願に応じてしぶしぶ受診したと言う．

考えられるのはどれか．

a　人格障害
b　双極性障害
c　統合失調症
d　アルコール依存症
e　注意欠陥多動性障害〈ADHD〉

思考のプロセス

「きっかけもなく元気がなくなり」からは，抑うつ状態が疑われます．しかし，口論する・暴言を吐くなど易怒性のエピソードや，浪費が激しい，饒舌になるなど，気分がとても high な状態になっているとわかりますね．気分の波が激しくなっていることから，双極性障害であるとわかります．よって **b** が正解．他の選択肢はみるまでもありません．

105D54

38歳の女性．気分の高揚，多弁および不眠を主訴に来院した．3年前に母親を亡くした後，憂うつで何も手につかなくなり，3か月仕事を休んだ．その後，逆に気分が高揚して活動性が亢進する時期と，気分が落ち込んで活動性が低下して寝込んでしまう時期とを交互に繰り返すようになった．
治療薬として適切なのはどれか．**2つ選べ**．
a　ジアゼパム
b　炭酸リチウム
c　パロキセチン
d　クロミプラミン
e　バルプロ酸ナトリウム

思考のプロセス

「気分が高揚して活動性が亢進する時期」と「気分が落ち込んで活動性が低下して寝込んでしまう時期」とを交互に繰り返しているというエピソードは，双極性障害に典型的な病歴です．

双極性障害は，うつ病とは治療方法が異なるというところが最大のポイントでした．双極性障害には，気分安定薬である**炭酸リチウム**や**抗てんかん薬**（**カルバマゼピン，バルプロ酸など**）が有効です．よって **b** と **e** が正解．

一応，他の選択肢もみておきます．aはベンゾジアゼピン系であり，抗けいれん薬などとして用いるものです．cはSSRI，dは三環系抗うつ薬です．一般名がわからなかった人もいるかと思いますが，抗うつ薬は「〜ミン」「〜チン」「〜リン」などで終わるものが多いです．

4 不安障害

極度の不安が日常生活に支障をきたす

国試の傾向と対策

本書では,「**社交(会)不安障害**」,「**全般性不安障害**」,「**パニック障害**」,「**強迫性障害**」の4つを,大きな1グループとして学んでいきたいと思います.**治療が共通する**ので,一石四鳥になりオススメです.そのうえで,各々の疾患の特徴を捉えていくとバッチリと思います.

◆ 峠は越えた！

さて,ここまで精神科の山場といえる疾患について終わりました.あっという間だったでしょう？ ここからは少し肩の力を抜いて,1つ1つ丁寧に覚えることよりも,より疾患のイメージづくりを大切にしてください.繰り返しになりますが,患者さんの言葉こそが診断に重要であり,ニュアンスをつかむことが大切なのです.

ここ(不安障害)の4つの疾患に全体的に共通する点として,**女性に多い**(強迫性障害は除く)ことと**他の精神疾患を合併しやすい**(うつ病や他の不安障害など)という傾向があることをおさえておきましょう.

ちなみに,不安を評価するものに**状態特性不安検査(STAI)**という検査があります.ただし,名前に"不安"とついているので,覚えるまでもありませんね！

◆ 社交不安障害はかつて対人恐怖症といわれていたもの

まずは,社交不安障害について.イメージとしては,「**人の目を気にする超緊張しやすい人**」です.自分が他人からどう見られているかが気になる年

045

齢＝**若年者**に好発します．

"**他者から注目される状況**"において，過度に緊張してしまい，**急激に交感神経優位**に傾いて，動悸，発汗，ふるえなどを生じます．注目される状況としては，人前でのスピーチ，食事会，面談などが挙げられ，ひどい場合には他人と話すだけでもダメなことがあります．

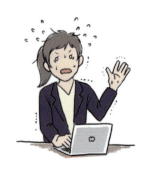

その苦痛から人前を避けようとするようになり（**回避行動**），誰かと会うことすらも怖くなったり（**対人恐怖**），ゆくゆくは引きこもり（**社会恐怖**）などにつながってしまうことがあります．

◆ 社交不安障害は鑑別が重要

さて，それでは社交不安障害の患者さんがどういう訴えで来院するのかみてみましょう．

> **重要 社交不安障害のキーワード**
>
> 「周囲からみられている」
> 「人前で話すのが怖い」

ここが国試の合否の分かれ目になります！　というのも，類似する訴えをしっかり区別できるかどうかが大切なポイントなのです．

1つ目の「周囲からみられている」という訴えは，「周囲から注目されている」という統合失調症の注察妄想に，なんとなく似ていませんか？　鑑別点は後者が妄想であるという点です．つまり，事実ではない内容であるかが大事なのです．ニュアンスとしては次のとおり．

> **Amasawa's Advice**
>
> 「周囲からみられている（嫌だ）」→ 社交不安障害
> 「周囲から注目されている（確信）」→ 統合失調症（注察妄想）

２つ目の「人前で話すのが怖い」というのは，後ほど説明するパニック障害でみられる「人前に出ることが怖い」という言葉に類似します．詳しくはパニック障害のところで学ぶとして，まずはニュアンスをつかんでおいてください．

> **Amasawa's Advice**
>
> 「人前で話すのが怖い」→ 社交不安障害
> 「人前に出ることが怖い」→ パニック障害（非発作時）

文章にするとやや抽象的であったかもしれません．なので，もっと具体的にしておく必要があるでしょう．わかりやすく例えると，**皆さんが同じ状況で緊張するか**？になります．

つまり，人前でスピーチしたり，面談であったり，そういう状況ではだれしも多少は緊張しますよね．でも，日常生活をしていて「周囲から注目されている」とか「人前で話すのが怖い」とは思わないでしょう．この緊張が究極に強くなって日常生活に支障をきたしているのが，社交不安障害というわけです．

◆ 全般性不安障害はすべてが不安!!

続いて，全般性不安障害について．この疾患については次のイメージで覚えておいてください．

> **Amasawa's Advice**
>
> 全般性不安障害 → なんでもかんでも不安な女性

不安障害　047

いつも不安な状態のために**慢性的に交感神経優位**となり，イライラ，易刺激性，疲労感，集中力低下，睡眠障害などを生じて，日常生活に支障をきたすようになります．

◆ パニック障害は突然やってくる！

　怖い映画をみてパニック！フラれてパニック！テスト前でパニック！こういった何かしらの誘因があるものはパニック障害でないということが，パニック障害を学ぶうえでの最初のポイントです！　つまり，何の前触れもなく**突然の交感神経症状**と**過換気**を起こす疾患なのです．

　気がついた人もいるかと思いますが，不安障害において，onset もとても大事な鑑別点になります．交感神経症状を呈するのは共通するとしても，突然起こるのか，急激に起こるのか，慢性的に起こるのか，それによって，全然鑑別が変わりますし，症状も異なります．内科でも"突然"といえば血管系の疾患をまず考えますし，"急性"なら感染症，"慢性"なら悪性腫瘍や膠原病などを考慮する必要が出てくるでしょう？

Amasawa's Advice
　精神科の"突然"といえば → パニック障害を考えよう！

◆ 発作時 vs 非発作時

　パニック障害において重要なのは onset だけではありません．発作時と非発作時の症状をそれぞれ明確にしておくことがポイントです．

　発作時には，まさに先程述べたような突然の交感神経症状と過換気を生じます．いきなりの出来事なので，

「このまま死んでしまうのではないか？（**死の恐怖**）」
「気が狂ってしまうのではないか？（**発狂の恐怖**）」

> **～なぜ過換気で手が痺れる？～**
>
> 　過換気になると CO_2 が排出されるため，$PaCO_2$ が低下し**呼吸性アルカローシス**をきたします．体内ではアルブミンに H^+ がくっついていますが，アルカローシスに傾くことにより，この H^+ が少なくなり，代わりに血中の Ca^{2+} が代わりにくっつくようになります．
>
> 　そうなることで，**見かけ上の血中 Ca 濃度が低下し**，テタニーを生じます．これが過換気を起こした際に生じるしびれの正体ですね．また，低 Ca 血症は**不安を助長するため**，パニック障害ではより一層の悪循環に陥ってしまうのです．まずは**落ち着いてもらうこと**から，パニック発作の治療は始まるのです．

を抱き，救急外来へ来ることも稀ではありません．

　非発作時には，強い不安を抱くことが問題となります．想像してみれば当たり前かと思います．誘因なく突然生じるのがパニック障害なわけですから，いつ発作が起きるかわからない，という状況は恐怖でしかないでしょう．必然的に，

「また発作が起きたらどうしよう……（**予期不安**）」
「逃げられない場所はいやだな……（**広場恐怖**）」

となり，日常生活に支障をきたすようになります．ひどくなると外出するのすら，不可能になることもあります．

　ちなみによく誤解されがちですが，広場恐怖とは「広い場所が怖い」というものではありません．むしろ，狭い場所ですね．

　正確にいうと，「すぐに逃げられない場所」に恐怖を覚えます．例えば，飛行機，電車，エレベーター，ダイビング，MRI，美容室，歯医者など．美容室や歯医者は意外かもしれませんが，髪を洗っているときや歯の治療中はじっとしていなきゃいけませんよね．そこで発作が起きたらどうしよう……と考えてしまうからです．

大昔には"広場"で集会をしており，そこから抜け出すことが困難(≒すぐに逃げられない)であったため，このような勘違いしやすい名前がついたとされています．

> **重要　パニック障害の症状**
>
> 　発作時　：突然の交感神経症状，過換気，死の恐怖，発狂の恐怖
> 　非発作時：予期不安，広場恐怖

◆強迫性障害は本人もわかってやっている

　最後の強迫性障害について．この疾患の最大のポイントは，**最初から病識がある**ということ．基本的に精神科疾患は病識に欠くため，これは大きな特徴となります！　逆にいうと，患者さん自身もわかっているため，「不合理だと思うけど……」と苦しむ理由にもなっています．

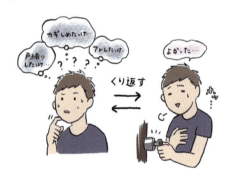

　強迫性障害は，**強迫観念**("ある考え"にとらわれる)と**強迫行為**("ある行為"にとらわれる)の2つが主軸となる疾患です．いずれにせよ，根底には，「本当に大丈夫なのか？」という強い不安があり，それを払拭しようとする結果，不合理な行動を繰り返してしまうものです．この2つのキーワードも大切なのですが，やはり患者さんの言葉をみていく方が早いですし，重要かと思います．下記の通りです．

> **重要** 強迫性障害のキーワード
>
> 「何度も手を洗ってしまう」
> 「何度も家の鍵の閉め忘れを確認してしまう」
> 「何度もガスの元栓の閉め忘れを確認してしまう」
> 「何度も車で人を轢いていないかを確認してしまう」
> 「自分でもバカバカしいと思っている（けど止められない）」

　これらって，皆さんも多少なりとも考えたことのあるものではないでしょうか？　まさか，自分も強迫性障害！？……そんなことはありませんよね（笑）．もう大丈夫かと思いますが，その観念・行為によって，**日常生活に支障をきたしているかどうか**，というところがポイントです．不安障害はすべてここが肝になることを忘れないでください．

　極論してしまえば，何十回と鍵の確認をしようとも，本人が困っていなければ放っておいてもいいわけです．ただし！「**だれかを傷つけてしまうのではないか**」という「暴力」の強迫観念にとらわれてしまうと，対人関係に大きく支障をきたしてしまう恐れがあります．こういった場合には早期介入が望ましい，といえますね．

◆ 不安障害の治療をまとめてみた！

　さて，ここまで社交不安障害，全般性不安障害，パニック障害，強迫性障害，それぞれの特徴について学んできました．最後に治療です．以下の3つを確実にいえるようにしておきましょう．

> **重要** 不安障害の治療まとめ
>
> ①**抗うつ薬**（主にSSRI）
> ②**抗不安薬**
> ③**精神療法**（認知行動療法，森田療法，曝露療法）

まず，薬物療法については2つ．抗不安薬はそのままなのでいいとして，抗うつ薬（主にSSRI）は得点差になりやすいので，必ずおさえておきましょう．"不安"にセロトニンが関与しているといわれており，これを増やすようなSSRIが有効です．

さて，皆さんが苦手としているであろう精神療法についても，ここらへんで少し掘り下げたいと思います．不安障害に主に用いるものとしては，認知行動療法，森田療法，曝露療法の3つです．

まず，**認知行動療法**について．これは，ある場面・出来事に出会ったときにどのように解釈をするかを知り，それを改善していくものです．簡単にいうと「**考え方を変えよう！**」みたいな感じ．

社交不安障害であれば緊張しないように，全般性不安障害なら漠然とした不安を抱かないように，パニック障害なら発作が起きても死なないということを理解してもらい，強迫性障害なら強迫観念・行動をしなくても大丈夫，というような考え方に変えてもらう努力をします．

認知行動療法自体はさまざまな精神疾患に有効であり，これまで学んできた統合失調症やうつ病にも有効です．

次に**森田療法**について．これは，"不安"そのものが悪いことではないという発想の転換をしてもらうものです．簡単にいうと「**物事のあるがままを受け入れよう！**」ということ．これについても，応用性が高く，多くの精神科疾患に適応があります．

最後に**曝露療法**について．認知行動療法の一種でもあるのですが，これは，"不安"によってできなくなってしまったことに対して，あえて少しずつ触れて慣れさせていくというものです．簡単にいうと「**できなくなったことへのリハビリ**」ですかね．

例えば，電車に乗れなくなってしまったのなら，まずは一区間から試しに乗ってみる．手洗いを頻回にするなら，少し回数を減らしてみるなどです．ただし，患者さんに負担をかけることになるので，当然悪化するリスクがあ

ります．そのため，安定している状態＆熟練した専門医の下で行うことが前提となります．

※　昨今では，強迫性障害は"不安障害"とは別の括りであると言われるようになっていますが，わかりやすさを重視するため本書ではこの括りのままとしています．

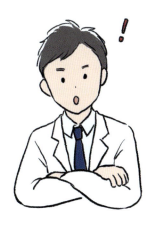

疾患のまとめ 不安障害

社交不安障害

好発	若年女性
症状	**急激な交感神経症状**（動悸，発汗，ふるえなど） 回避行動，対人恐怖，社会恐怖
キーワード	「周囲からみられている」 「人前で話すのが怖い」
合併症	うつ病，他の不安障害
治療	**抗うつ薬**（主にSSRI），抗不安薬 精神療法（認知行動療法，森田療法，曝露療法）

全般性不安障害

好発	**女性**
症状	慢性的な交感神経症状（イライラ，疲労感，睡眠障害など）
キーワード	「あれもこれも不安です」
合併症	うつ病，他の不安障害
治療	**抗うつ薬**（主にSSRI），抗不安薬 精神療法（認知行動療法，森田療法，曝露療法）

パニック障害

好発	成人女性
症状	（発作時）**死の恐怖，発狂の恐怖，突然の交感神経症状，過換気** （非発作時）**予期不安，広場恐怖**
キーワード	「何の前触れもなく，突然発作が起きます」 「このまま死んでしまうのではないか？」 「気が狂ってしまうのではないか？」 「また発作が起きたらどうしよう……」
合併症	うつ病，他の不安障害
治療	**抗うつ薬**（主にSSRI），抗不安薬 精神療法（認知行動療法，森田療法，曝露療法）

強迫性障害

症状	強迫行為，強迫行動
キーワード	「何度も手を洗ってしまう」 「何度も家の鍵の締め忘れを確認してしまう」 「何度もガスの元栓の閉め忘れを確認してしまう」 「何度も車で人を轢いていないか確認してしまう」 「自分でもバカバカしいと思う」
合併症	うつ病，他の不安障害
治療	**抗うつ薬**（主にSSRI），抗不安薬 精神療法（認知行動療法，森田療法，曝露療法）

解いてみた
不安障害

106I32
社会不安障害について正しいのはどれか．2つ選べ．
a　注察妄想に発展する．
b　発汗とふるえとを伴う．
c　パニック発作を認めない．
d　社会から疎外されていると考える．
e　他の人々から注視される状況を避ける．

思考のプロセス

　社会不安障害は昔の呼び名で，現在は社交不安障害と呼びます．いずれにせよ，イメージは"人の目を気にする超緊張しやすい人"ですね．過度な緊張により急激な交感神経症状（動悸，発汗，ふるえなど）が出るのでした．よって，正解は **b** と **e** になります．簡単ですね．

　他の選択肢もみていきましょう．aは「誰かに狙われている」という統合失調症のキーワードです．不安障害はうつ病やその他の不安障害を合併しやすいですが，統合失調症には発展しません．cは逆で，パニック障害を合併することはありえます．

　dで迷う人がいるかもしれません．しかし，いわゆる"当て馬"の選択肢に過ぎないので，無視してOK．この問題に関していえば，bとeをしっかり選べることが大切です．

113E19

社交不安障害の患者の訴えとして特徴的なのはどれか．
a 「怖いので飛行機には乗れない」
b 「世間の人々から嫌われている」
c 「明日にも何か大変なことが起こる」
d 「人ごみや公共の場所に行くと不安になる」
e 「人前では緊張して思うように話ができない」

思考のプロセス

　やはり，大切なのはどんなときにも患者さんの言葉です．1つずつみていきましょう．

　aは著者もときどき言っています（笑）．高所恐怖症＋閉所恐怖症には辛い……．それはさておき…国試的には，パニック障害の非発作時の予期不安や広場恐怖ですね．

　bは被害妄想と捉えれば統合失調症でしょうか．cはなんだかインチキ預言者みたいな感じですね〜．ただ，これを確信しているようであれば何らかの妄想かもしれません．いずれにせよ，社交不安障害の訴えではないでしょう．

　大切なのはdとeの2つ．**ここは絶対に間違ってほしくない……！** dは広場恐怖，つまりパニック障害（非発作時）の訴えです．**e**が社交不安障害の訴えで正解ですね．自信をもって選べた人以外は，しっかり復習しておきましょう．

111D54

22歳の男性．恐怖感を主訴に来院した．中学3年生の11月，高校受験でストレスを感じていた．そのころ友人と一緒に食事をした際，喉が詰まったような感じで飲み込みにくくなった．その後も友人との食事の際，同じような状態が続き，外食をすると全く食事が喉を通らなくなった．さらに見られているような気がして手が震えるようになった．家では普通に食事ができる．このため，大学入学後は友人と遊ぶことがほとんどない．今回就職を控え，仕事に支障が出るのではないかと考え受診した．診察時，質問に対して的確に回答し，陰うつなところはみられない．「自分でも気にすることはないとわかっているのに，何でこんなに緊張して食事ができないのかわからない」と述べる．神経学的所見を含めて身体所見に異常を認めない．
治療薬として適切なのはどれか．**2つ選べ**．
a　抗不安薬
b　気分安定薬
c　抗Parkinson病薬
d　非定型抗精神病薬
e　選択的セロトニン再取り込み阻害薬〈SSRI〉

思考のプロセス

「友人と食事の際」「見られているような気がする」「なんでこんなに緊張して……」というキーワードから，社交不安障害というのはわかりますね．「**家では普通**」なのも合致します．そして，明らかに日常生活に支障をきたしていますから，適切な介入が必要な状況です．

不安障害の治療は①抗うつ薬（特にSSRI），②抗不安薬，③精神療法の3つでしたから，正解は **a** と **e** です．他の選択肢はみるまでもありませんが，一応いっておくと，bは双極性障害，cはParkinson病，dは統合失調症に有効ですね．

103A39

62歳の女性．物忘れを主訴に1人で来院した．半年前から大切なことを忘れそうで何かとメモを取るようになった．メモを取っても取り忘れたのではないかと落ち着かなくなる．だんだん記憶力が落ちてきたと思う．楽しみにしていた友人との旅行を，旅先で体調を崩すのが心配になって取りやめてしまった．救急車のサイレンを聞くと，孫が事故にあったのではないかと気もそぞろになる．動悸がしやすく，時々めまいもするが，家事全般はこなしている．身なりは整い，動作は機敏で，面接中はやや緊張しているが，受け答えは適切である．
考えられるのはどれか．

a　うつ病
b　Pick病
c　全般性不安障害
d　身体表現性障害
e　Alzheimer型認知症

思考のプロセス

「物忘れ」より，まずは認知症を疑います．しかし，よくよく病歴をみると「メモを取り忘れたのではないか」「記憶力が落ちてきたと思う」「体調を崩すのが心配」「孫が事故にあったのではないか」とあらゆる"不安"が生じているのが読み取れますね．なんでもかんでも不安な女性といえば，全般性不安障害のキーワードです．それぞれの場面で交感神経症状が生じている点も合致しますね．よって，正解は **c**．

今回，「物忘れ」が主訴ではありますが，「不安」というのが本当の隠れた主訴です．ちなみに，**本物の「物忘れ」のときには，家族に心配されて来院するケースが多い**，ということもおさえておきましょう．

他の選択肢もみていきます．抑うつを示唆する病歴はないのでaは考えにくい．bならば，性格変化が顕著になるはず．eはひっかけの選択肢ですね．dと迷ってしまった人は，実はかなり惜しいです．身体表現性障害の1つである心気症も，不安を生じるからです．ただし，そこには明確な違いがあります．後ほど学びましょう．

106D12

全般性不安障害の患者の訴えと考えられるのはどれか．
a 「人前で話すとすぐに顔が赤くなります」
b 「おなかの痛みが癌ではないかと心配です」
c 「いつも緊張して，休まるときがありません」
d 「誰もいないところで発作が起こるのが心配です」
e 「鍵をかけたのか，何度も確認しないと気が済みません」

思考のプロセス

　何度もいいますが，患者さんの言葉がとても大切です．全般性不安障害といえば，"なんでもかんでも不安な女性"ですから，cが正解とわかります．
　他の選択肢もみていきましょう．aは社交不安障害ですね．もういい加減いいでしょう．dはパニック障害の非発作時に起こる予期不安を表していますね．eは強迫性障害に特徴的な訴えです．
　bはかなり迷った人もいるはず．「**心配**」とあるので，選んだ人の気持ちもわかります．しかし，こちらも前問で述べた心気症の代表的な訴えなのです．本書を最後まで読んでいただければ，その違いは明確になるので，また後ほど．

109F12
パニック障害におけるパニック発作の特徴はどれか．
a　予期しない状況で起こる．
b　特定の社会的状況で起こる．
c　客観的に危険な状況で起こる．
d　ストレス刺激に反応して起こる．
e　身近な家族から離れていると起こる．

思考のプロセス

　パニック発作は誘因なく生じるのがポイントでした．よって，正解は **a** になります．b〜e は明確な誘因があるので×．

　ちなみに，**予期不安は予期できないから不安になるものであり，予期できる不安ではない**ことに注意しておいてください．

96A3 改変

23歳の女性．息苦しさと動悸とを主訴に来院した．半年前，のんびりテレビを見ている最中に突然息苦しくなり，動悸・頻脈と過呼吸とが出現した．同時に極度の恐怖に襲われ，感覚が麻痺し，気を失いそうになった．しばらく座っていたところ症状は完全に消えた．しかし，その後もたびたび同様の発作が起きた．精査で循環器・呼吸器系に異常がみられない．

この疾患の非発作時にみられるのはどれか．**2つ選べ**．

a　死の恐怖
b　徐脈
c　予期不安
d　広場恐怖
e　発狂の恐怖

思考のプロセス

「**突然の交感神経症状**（動悸，頻脈など）」および「**過換気**」から，内科疾患なら血管系，精神科疾患ならパニック障害をまず考えます．精査をしても異常がないことから，後者の可能性が高そうです．誘因なく生じており，落ち着くと症状が消失している点も合致しますね．

さて，パニック障害のもう1つのポイントは，発作時と非発作時を分けて考えることでした．発作時は，突然の交感神経症状，過換気，死の恐怖，発狂の恐怖であり，非発作時は予期不安，広場恐怖でした．今回も前者の症状がみられますが，問題で問われているのは「非発作時」です．よって，**c**と**d**が正解．bは逆で，頻脈になるはずですね．

ちなみに，「**感覚が麻痺**」ということですが，これは**過換気による見かけ上の低Ca血症**が原因でしょう．詳しくは，コラムを参照してください．

105I52

28歳の男性．人前に出るのが怖くなったため，自ら治療を希望して精神科外来を受診した．3か月前から誰かと会って話をするときに，その相手を殴ってしまうのではないかと繰り返し考えるようになった．自分でもばかばかしいことと感じているが，最近では閉じこもりがちの生活に陥っている．
最も考えられるのはどれか．

a　パーソナリティ障害
b　妄想性障害
c　解離性障害
d　強迫性障害
e　適応障害

思考のプロセス

「**人前に出るのが怖くなった**」という主訴からは，不安障害（特に社交不安障害やパニック障害）を念頭におきます．しかし，「**相手を殴ってしまうのではないか**」というのは強迫性障害に特徴的な強迫観念です．また，「**自分でもバカバカしいことと感じている**」からは，病識があることがわかりますね．なおいっそう，強迫性障害を示唆します．

　主訴については，強迫観念によって人前に出るのが嫌になったのか？と考えることもできますし，他の不安障害を合併した可能性もありえます．しかし，いずれにせよ，選択肢の中に他の不安障害はないので，悩むことなく **d** が正解と選べるでしょう．

　他の選択肢についてはみる必要はありません．ただし，2周目になったら，それぞれどういう疾患であるかということは，説明できるようになっておいてください．

102A6

強迫性障害について正しいのはどれか.
a させられ〈作為〉体験が併存する.
b 強迫観念の内容は了解不能である.
c 生活機能が障害されることは少ない.
d 第一選択薬は非定型抗精神病薬である.
e 患者は強迫行為を不合理であると認識している.

思考のプロセス

　1つ1つみていきましょう. a は統合失調症に特徴的なものですね. b は……違いますね.「手を洗ってしまう」「家の鍵の閉め忘れを確認してしまう」,程度の差こそあれど,だれしも一度は経験のあるものでしょう. c も間違い.本人が全く困っていなければ放っておいてもいいわけで,生活に支障をきたすことが問題となるのです. d も違いますね. 非定型抗精神病薬は統合失調症の薬です. ということで,残った **e** が正解. 病識があるのが強迫性障害の特徴でもあります. 簡単すぎですね.

110I37

強迫性障害の症状と考えられるのはどれか.**2つ選べ**.
a 考えが勝手に頭に浮かんでくる.
b 自分で考えているという実感がない.
c 過去に見た光景が頭の中にありありと浮かぶ.
d 人を殴ってしまうのではないかと考え続けてしまう.
e 机の上に置く物と机の辺が平行になっていないと気がすまない.

思考のプロセス

　1つずつみていきましょう．aは統合失調症の思考吹入と捉えられますね．bは初見さんです．後で解説するので，ここはskip．cは後ほど学ぶPTSDもしくは覚せい剤などで起きるフラッシュバックのことです．**d**と**e**が明らかに正解ですね．それぞれ，強迫観念，強迫行為に該当します．

　ちなみに，bは**離人症**といい，国試では度々"当て馬"の選択肢として出現しているのでcheckしておきましょう．これは，**自分がしていることなのに，自分がしているという実感がなくなる**という症状です．あたかも自分は傍観者になる，現実感を喪失する，世界が曖昧になると表現することもあるもので，**自我障害の1つ**です．疾患特異性には乏しく，多くの精神科疾患で生じる可能性のあるものです．余裕があればおさえておくといいでしょう．

5 PTSD（外傷後ストレス障害）

発症するタイミングが最大のポイント

> **国試の傾向と対策**
>
> 大災害や大事故の後に起こるということは，みんなわかっているところであり，国試に限れば診断に苦労することはないでしょう．**問題はいつ起こるのか，どんな症状が生じるのか**ということであり，そこが得点差につながるところです．

◆ 失恋によるショックは PTSD とはいえない

PTSD は，**ショックな出来事**から 1 か月以上たってもストレス反応による症状が持続する疾患です．そして，最大のポイントは，しばらく経ってから生じるということです．早くて数週，ときに半年以上してから生じることもあります．

Amasawa's Advice

PTSD は発症直後には起こらない

よくある間違いとして，「直後に生じる」という選択肢に引っかかってしまうことが挙げられます．ここはしっかり意識しておきましょう．

ちなみにすぐに発症し，1 か月以内に消失するものは**急性ストレス障害（ASD）**といいます．大なり小なりショックなことが起これば，誰だって立ち直るのには時間がかかるものですからね．失恋する度に PTSD になっていては人生やっていけませんよ（笑）．ただし，ASD は PTSD に発展する可能性があるので，経過観察したほうがいいという意見もあるようです．

◆ PTSDは命の安全を脅かされることで生じる

PTSDは，**大災害**，**大事故**，**戦争**，**犯罪**，**家庭内暴力（DV）**，**虐待**など強い恐怖や無力感を感じてしまう大きなストレスが原因となります．

精神的に不安定となることで，嫌な光景を**フラッシュバック**（**追体験**）したり，夜眠れなくなる（**睡眠障害**）ということが起こります．たとえ，眠れたとしても**悪夢**をみることもしばしばであり，日常生活に大きな支障をきたします．

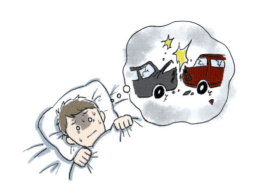

眠れず……ショックな出来事を忘れることもできず……という状況が続くため，**約半数ではうつ病や不安障害を合併**すると言われています．また，辛い記憶をなるべく呼び起こさないよう自己防衛的になり，**感情鈍麻**（**麻痺**）や**周囲への無反応**がみられることも覚えておきましょう．

> **Amasawa's Advice**
> 「周囲への無反応」「一点をみつめ無関心」
> → PTSDをまず考えよう！

そして，自然とトラウマを思い出すような状況を避けようとする，トラウマ部分の健忘（**回避行動**）がみられることも特徴です．

重要　PTSDの症状まとめ

① フラッシュバック
② 睡眠障害（＋悪夢）
③ 感情鈍麻（麻痺）・周囲への無反応と回避行動

◆ PTSDを治したい!! でも……

　だれがどうみても辛い状態にあるため，なんとかしてあげたい！という気持ちになるのはわかるのですが，残念ながら，PTSDに根本的な治療はありません．ただ，何もできないというわけではなく，本人が立ち上がるのを周りがサポートすることがとても重要になります．その1つの方法として，**持続曝露療法**といわれる，認知行動療法の1つが使われます．

　持続曝露療法とはなにかというと，専門家との会話を通じて，あえてトラウマに焦点をあてるというものです．これにより，「思い出しても危険がない」ということを肌身で感じてもらいます．トラウマをわざわざ呼び起こすなんて……と思ったかもしれませんね．たしかに悪化するリスクがあるので，限られた施設でしかできないのですが，70〜80％の人に効果があるといわれている，使い方を間違えなければとても有用な精神療法なのです．

　それから，（国試では出ないと思いますが）眼球運動脱感作療法（EMDR）というちょっと変わった治療法もあります．REM睡眠（後ほど学びます）のときに記憶が残らないことに着目した技法で，眼球を動かしながらトラウマを思い出してもらう，というものです．

　ちなみに，薬物療法は使うとしても，抗うつ薬のSSRIぐらいです．

〜同じ"戦争"でもこんなに違う〜

　有名な話を1つ．戦争はもちろん PTSD の誘因となりますが，第二次世界大戦とベトナム戦争の後では，アメリカ兵の PTSD の発症率が全く異なりました．理由はいろいろあるとは思いますが，**戦争後の待遇**がかなり大きい要因といわれています．どういうことかというと，第二次世界大戦では英雄扱いをされたのに対し，ベトナム戦争では強い反戦運動が起こるほどの批判を目の当たりにして，PTSD を発症する兵士が圧倒的に多かったのです．

　この事実から，PTSD はショックな出来事そのものよりも，**その出来事に対してどう解釈するのかが重要なのではないか？**と，推察されるようになりました．

　ほかにも，自然災害後の PTSD 発症率が3％程度なのに対し，強姦では50％以上に及びます．これも，自然災害は他の人と"つらさ"について共感し合えるのに対し，強姦は人にも言いづらいので"つらさ"の共有ができないことが関与していると考えられますね．やはり，出来事に対する解釈が重要なのです．そのため，（PTSD に限った話ではないですが）**周囲のサポートがいかに大切であるか**というのは納得できるところでしょう．

疾患のまとめ PTSD

誘因	**大災害，大きな事故，戦争，犯罪，家庭内暴力（DV），虐待**
症状	**フラッシュバック，睡眠障害，悪夢** 感情麻痺，周囲への無反応・無関心，回避行動
合併症	**うつ病，不安障害**
治療	持続曝露療法，眼球運動脱感作療法（EMDR） ※抗うつ薬（主にSSRI）も場合によっては使用
備考	ショックな出来事から何かしらの症状が出現しても，症状の持続が1か月未満の場合は，**急性ストレス障害（ASD）** という

解いてみた
PTSD

101G4

51歳の女性．不眠と緊張感とを主訴に来院した．2か月前，自転車で横断歩道の中ほどまで来たとき車にはねられた．同時にはねられた人が意識を失い頭から血を流しているのを見た．1週間入院したが，打撲だけで幸運だったと言われた．退院後3週ほどして，横断歩道を渡りかけたとき，急に恐怖感がよみがえった．それ以来，物音にビクッとし，何かの拍子に事故の場面が思い浮かぶようになった．なかなか寝付けず，事故の夢で目が覚めることがある．日中も緊張感が続き，時々動悸がしたり，体が汗ばんだりする．体調がすぐれない．なんとなくやる気がない．横断歩道が怖くて渡れなくなり困っている．
考えられるのはどれか．
a　外傷後ストレス障害
b　身体表現性障害
c　更年期障害
d　強迫性障害
e　適応障害

思考のプロセス

　典型的なPTSDの病歴です．大きなストレスから数週間程度経ち，「横断歩道を渡りかけたとき，急に恐怖感がよみがえった」や「それ以来，物音にビクッとし，何かの拍子に事故の場面が思い浮かぶようになった」とフラッシュバックがみられています．睡眠障害（＋悪夢）もみられており，診断に迷うことはないでしょう．よって **a** が正解．
　「日中も緊張感が続き，時々動悸がしたり，体が汗ばんだりする」と交感神経症状がみられたり，「なんとなくやる気がない」という意欲低下からは，不安障害（パニック障害など）やうつ病の合併を疑います．これもPTSDに合致しますね．

106C5

外傷後ストレス障害〈PTSD〉の特徴でないのはどれか．
a 侵入的な回想
b 持続的な過覚醒
c 周囲への無反応
d 外傷体験を回想させる状況の回避
e 強いストレスを経験した直後の発症

思考のプロセス

　これは絶対に間違ってはいけません．PTSDのポイントは発症直後ではないということでした．よって，**e**が特徴でないものとして正解．他のものについては，まさにPTSDの症状です．

96H7

外傷後ストレス障害〈PTSD〉の特徴でないのはどれか.
a　過剰な驚愕反応
b　外傷場面の想起不能
c　反復的で苦痛な夢
d　持続的な傾眠傾向
e　フラッシュバック

思考のプロセス

　こちらも，PTSDの症状をおさえていれば難しくありません．**d**が違いますね．PTSDでは睡眠障害を起こしますが，傾眠（眠くなる）ではなく不眠（眠れない）です．他のものについては，PTSDの症状として合致するでしょう．

105I24

外傷後ストレス障害〈PTSD〉について誤っているのはどれか．
a　自律神経過覚醒状態が起こる．
b　感覚が鈍くなり物事を楽しめなくなる．
c　ストレス反応は1か月以内に消失する．
d　外傷体験の想起につながる状況を回避する．
e　外傷体験となった出来事を繰り返し回想する．

思考のプロセス

　1つずつみていきましょう．aはいいですね．過覚醒≒不眠ということです．bも正しい．PTSDではうつ病や不安障害を合併しやすいのでした．cが明らかに間違いですね！　1か月以内に消失するものは急性ストレス障害（ASD）であり，PTSDとは区別されます．dはよい．いわゆる回避行動です．eもいいですね．フラッシュバックのことです．なので，**c**が正解．

　おさえるべきところをしっかりおさえるだけで，こんなに簡単になるんです．マイナー科は苦手意識をもつ人も多いと思います．ですが，逆にいうとやるかやらないかで，すごい得点差になるところでもあるといえるでしょう．

検査だけでは認知症と診断できない
認知症

国試の傾向と対策

国試において，「たぶん認知症だな」と疾患を想起することは難しくないと思います．大切なのは，**どの型の認知症なのか**ということ．本書では5つに分類し，それぞれの随伴する症状や検査所見に着目していきたいと思います．

◆ 認知症と診断するには

検査として **MMSE で 23/30 点以下**，もしくは日本バージョンの**長谷川式（HDS-R）で 20/30 点以下**のときに，認知症疑いとなることは有名です．しかし，あくまで「疑い」であることに注目してください．年を重ねれば，大なり小なり**記銘力低下**（物忘れ）は起こることであり，検査で引っかかる＝認知症というわけではないのです．

Amasawa's Advice

物忘れ → 認知症を疑い，MMSE や HDS-R を行う

では，なにが大切か？ もう，皆さんお馴染みの視点です．そう，冒頭から口をすっぱくして言っている「**日常生活に支障をきたしているか**」こそが，認知症の診断においても必要不可欠なのです．つまり，記銘力低下（物忘れ）などの症状 ＋ 日常生活に支障をきたしているという2点セットで初めて認知症といえるのです．

そして，随伴する症状と検査所見からどのタイプの認知症かを考えていきます．Alzheimer 型認知症，脳血管性認知症，Lewy 小体型認知症，前頭側

頭葉型認知症，treatable dementia の5つに分類できます．それぞれの疾患についてみていきましょう．

◆ Alzheimer 型認知症は高齢女性の認知症 No.1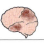

高齢女性の認知症とくればまずはこれ，というくらい有名な疾患です．65歳以上の10人に1人（85歳以上では4人に1人）でみられ，これからの医療を考えていくうえで，避けることはできない疾患の1つです．

Alzheimer 型認知症はアミロイドβというゴミタンパクが脳内に蓄積（老人斑）し，神経原線維変化を起こして生じるといわれています（他に，リン酸化されたタウが神経原線維変化を生じるという説も）．

その結果として，主に側頭葉や頭頂葉の機能が低下します．この機能低下を客観的に捉える検査が **SPECT** です．SPECT 自体は血流の低下を画像的に捉えるものですが，機能が落ちる≒血流も落ちるという理論にのっとっています．また，CT/MRI で**萎縮をみる**（特に海馬）という形態学的な評価も有用です．

さて，Alzheimer 型認知症の問題を解くうえでポイントとなってくるのは，時期ごとにどんな症状が起こるのか，という点です．3つの時期にわけて覚えてください．

> **重要** **Alzheimer 病の症状まとめ**
>
> 初期：**記銘力低下，意欲低下，遂行機能障害**
> 中期：**物盗られ妄想**
> 末期：**人格変化，寝たきり**

初期には記銘力低下に加えて**意欲低下，遂行機能障害**（計画的な行動ができない）が起きると言われています．中期になってくると有名な**物盗られ妄想**が生じ，末期には**人格変化**や**寝たきり**になるという流れになります．寝たき

りになることで，身体もどんどん弱っていき，最後には感染症にかかって亡くなってしまう，という経過をたどることが多いです．

　最後に治療について．局所的にみると Ach が少なくなっていることがわかっており，この Ach 減少が進行に関与していると言われています．そのため，Ach を増やすような治療を行います．具体的には，**ドネペジル**というアセチルコリンエステラーゼ（AchE）阻害薬を用います．つまり，Ach を分解する酵素をブロックすることで Ach を増やそうというものです．余裕がある人は，**メマンチン**（NMDA 受容体阻害薬）という薬があることもおさえておきましょう．ただし，一度失った神経組織が元に戻るわけではありません．つまり，これらの薬は進行を抑制するだけの効果しかないのです．

> **～軽度認知障害（MCI）～**
>
> 　日常生活に支障はないものの，認知機能の障害があるものを MCI（Mild Cognitive Impairment）といいます．MCI になると，5 年以内に 50％の確率で認知症に進行する（≒日常生活に支障をきたすようになる）と言われています．

◆ 脳血管性認知症はキーワードをおさえる

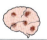

　別名，Binswanger 病といわれる疾患です．片麻痺などの症状を呈するほどではない微小な脳梗塞が多発することで生じ，階段状に進行するのが特徴です．脳梗塞と同じく**動脈硬化**がリスクとなるため，高齢男性に好発します．

　また，障害される部位が患者さんによって異なるという特徴もあります．微小な梗塞がどこに起きるかによって症状が違う，というのは想像しやすいことでしょう．このことから**まだら認知症**ともいわれたりします．障害部位をみるには CT（低吸収域）や MRI（T2WI 高信号）が有用です．

　国試に限っていえば，突然泣き出すなどの感情が不安定になる**感情失禁**（**情動失禁**）や，上位運動ニューロン障害を反映した**腱反射亢進**がキーワードになりやすいので，裏技として知っておきましょう．

> **Amasawa's Advice**
> 💡 感情失禁（情動失禁）→ 脳血管性認知症を考えよう！

◆ Lewy小体型認知症≒認知症＋Parkinson病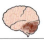

　αシヌクレインという物質が脳内に沈着し，**パーキンソニズム**を起こすことで有名な疾患です．Parkinson病と同じく**自律神経障害**（起立性低血圧や便秘など），**REM睡眠行動障害**（後ほど学びます），**うつ病**などを合併しやすいです．

　Alzheimer型認知症とは異なり，SPECTで**後頭葉の障害**がみられることが特徴になります．後頭葉は視覚の中枢を担っているため，幻視が生じるというLewy小体型認知症の特徴も納得だと思います．そのほかに，進行が早い，症状に変動性がみられる（動揺性），というのもLewy小体型認知症のポイントです．

　また，少しマニアックですが，**MIBG心筋シンチグラフィー**も診断の手助けをしてくれます．この検査は，交感神経にどれくらい集積するのかをみる検査なので，一見関係のないように思えますね．しかし，Lewy小体型認知症では**心臓への集積が低下する**ことが知られているのです（おそらく自律神経障害が関与しているのでしょう）．

　治療については，認知症進行予防にドネペジルを使ったり，パーキンソニズム対策に抗Parkinson病薬を使ったりすることはありますが，あくまで対症療法です．

◆ 前頭側頭型認知症は人格障害メインの認知症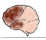

　別名，Pick病といわれます．記憶障害よりも，**極端に人格が変わってしまう**ため，一見すると統合失調症など，他の精神疾患では？と誤診されてしまいがちな認知症です．

人格形成に関わる**前頭葉の障害**によって起こります．そのため，無関心になったり，物を盗んだり，ときに暴言・暴力などの反社会的行為に及ぶことも珍しくなく，日常生活に大きく支障をきたすことが問題となります．

また，**滞続言語**という特異度の高い症状も覚えておきましょう．これは，何を聞いても関係のない同じ話を繰り返すという特殊な反響言語になります．

◆ treatable dementia を見逃さない

最後に．ここは国試レベルを超えてしまうかもしれませんが，とても重要なところなので，1つのブロックとして扱いたいと思います．気づいた人もいると思いますが，これまでみてきた認知症に関しては，いずれも根本的な治療はありませんでした．しかし，treatable dementia＝治せる認知症＝可逆的な認知症もあるのです．

基本的には**内科疾患**です．ざっと例を挙げると，神経梅毒，HIV 脳症，甲状腺機能低下症，正常圧水頭症，慢性硬膜下血腫，Wernicke 脳症，肝性脳症，尿毒症，高・低 Ca 血症，低血糖，せん妄，アルコール中毒，薬剤性（主に向精神薬）などなど．神経梅毒ならペニシリン系の抗菌薬，甲状腺機能低下症なら甲状腺ホルモン，Wernicke 脳症ならビタミン B_1 投与などにより，改善が見込めるというわけです．

たくさんありますね．これらを覚えろとはいいません．国試を解くことだけを考えれば，コスパが悪すぎます．しかし，研修医になったときには話が別．見逃されているケースも少なくなく，認知症の患者さんに出会ったときには「治せる背景疾患がないか？」と一考して欲しいと思います．ちなみに，内科疾患によって精神症状をきたすものを総称して**症状性精神病**（症状性精神障害）といいます．

◆ 認知症の分類

病型	主な障害部位	物忘れ以外の特徴
Alzheimer 病	頭頂葉・側頭葉	物盗られ妄想
脳血管性認知症	どこでも	感情失禁
Lewy 小体型認知症	後頭葉	幻視・パーキンソニズム
Pick 病	前頭葉	人格変化,滞続言語

疾患のまとめ 認知症

Alzheimer型認知症

好発	高齢女性
障害部位	頭頂葉・側頭葉
症状	（初期）記銘力低下，意欲低下，遂行機能障害 （中期）物盗られ妄想 （末期）人格変化，寝たきり
検査	MMSE，長谷川式 SPECT，CT/MRI
病理	老人斑（アミロイドβタンパクの沈着），神経原線維変化
治療	ドネペジル（AchE阻害薬） メマンチン（NMDA遮断薬）

脳血管性認知症

好発	高齢男性
障害部位	バラバラ（まだら認知症）
症状	さまざま（感情失禁が有名）　※階段状に進行
身体所見	腱反射亢進
検査	MMSE，長谷川式 CT/MRI
治療	対症療法

Lewy 小体型認知症

好発	高齢男性
障害部位	後頭葉
症状	幻視，パーキンソニズム ※動揺性
合併症	自律神経症状（起立性低血圧，便秘など） REM 睡眠行動障害 うつ病
検査	MMSE，長谷川式 SPECT，MIBG 心筋シンチグラフィー
治療	ドネペジル，抗 Parkinson 病薬

前頭側頭型認知症

好発	中年
障害部位	前頭葉
症状	人格変化（無関心になる，物を盗む，暴力的になるなど） 滞続言語
検査	MMSE，長谷川式 SPECT
治療	対症療法

解いてみた
認知症

102A24

65歳の女性．「嫁が財布をとった」と言っては騒ぐと家族に伴われて来院した．家族によれば，患者は最近わがままで短気になり，物忘れも目立つようになったと言う．財布は家族が一緒に捜すと，机の引き出しの中に見つかったりする．患者は憮然として，「嫁は意地悪だ」と言う．
診断に有用な検査はどれか．

a Rorschach テスト
b Minnesota 多面人格検査〈MMPI〉
c Mini-Mental State Examination〈MMSE〉
d 簡易精神症状評価尺度［Brief Psychiatric Rating Scale〈BPRS〉］
e Hamilton うつ病評価尺度

思考のプロセス

「**物忘れが目立つ**」から，認知症が疑われます．また，「**財布をとった**」というキーワードから，物盗られ妄想が想起されますね．実際に，財布は机の中から見つかっており，事実ではないことがわかります．妄想に合致しますね．以上から，Alzheimer型認知症を疑うことは難しくないでしょう．高齢女性である点も合います．さらにいうと，性格変化も表れており，かなり進行している可能性が高いですね．

認知症を疑ったときの検査はMMSEもしくはHDS-Rです．よって **c** が正解．ついでに他の検査がどの疾患に使えるかは，バッチリでしょうか？ aとbは統合失調症のスクリーニング，dは統合失調症の重症度，eはうつ病の検査でしたね．

ちなみに，ワンポイントアドバイス！ この問題でもそうなのですが，「**本物の物忘れ**」**では家族に連れられて来院するケースが多い**こともおさえておきましょう．本人に自覚はないためです．

111E10

Alzheimer型認知症でみられるのはどれか．
a　身体失認
b　感覚性失語
c　肢節運動失行
d　半側空間無視
e　遂行機能障害

思考のプロセス

　知っていれば一発正答です．Alzheimer型認知症といえば，初期に記銘力低下，意欲低下，遂行機能障害．中期に物盗られ妄想で，末期に人格変化が目立ち，寝たきりになっていくという流れになることが多いです．よって **e** が正解．

　他の選択肢についてはどちらかというと神経内科の領域なので，各自復習しておいてください．さらっと触れておくと，aは頭頂葉障害でみられるもので，Gerstmann症候群として有名ですね．bはWernicke失語のこと．cは大脳皮質基底核変性症などでみられますし，dは頭頂葉（多くは右）の障害でみられるものです．

オリジナル

72歳の男性．物忘れを主訴に家族が心配して来院した．意思疎通に異常は認めないが，話題によっては急に泣き出すことがあった．既往歴として高血圧を指摘されているが，それ以外に特記すべきものはない．身体所見にて膝蓋腱反射亢進を認め，長谷川式簡易知的機能評価スケール（HDS-R）では13点であった．

考えられる疾患はどれか．

a　Alzheimer 型認知症
b　脳血管性認知症
c　Lewy 小体型認知症
d　Pick 病
e　うつ病

思考のプロセス

「**物忘れ**」から認知症を疑います．HDS-R で 20 点以下なので合致しますね．続いてはどの型の認知症かについてです．「**急に泣き出す**」とは情動失禁のことでしょう．ここから，脳血管性認知症が最も疑われます．既往に高血圧があり，身体所見で「**膝蓋腱反射亢進**」がみられることも合致しますね．

細かいですが，具体的に日常生活に支障をきたしているかどうかについては記載されていないため，診断には至りません．しかし，あくまで「考えられる疾患」なので，**b** が正解となります．他の選択肢はみるまでもないでしょう．

105I66

70歳の男性．物忘れを心配した娘に伴われて来院した．3年前に妻と死別し，現在は娘夫婦と同居している．1年前から物忘れが目立つようになり，徐々に進行した．半年前から「妻が赤い服を着て現れる」と言うようになった．表情は乏しく，暗算をさせると右手がふるえて，手関節に筋強剛がみられる．Mini-Mental State Examination〈MMSE〉では15点（30点満点）である．
この患者の診断に最も有用なのはどれか．

a 脳波検査
b 脳シングルフォトンエミッションCT〈SPECT〉
c 頭部MRA
d 脳脊髄液検査
e 頭部造影MRI

思考のプロセス

「**物忘れ**」から認知症を疑います．MMSEも23点以下であり，合致しますね．「**妻が赤い服を着て現れる**」というのは幻視を考える訴えです．マンガならアリですが，現実世界ではありえませんね（笑）．高齢男性でもあり，Lewy小体型認知症を疑うことは難しくないと思います．その他にも，「**表情に乏しく**」は仮面様顔貌，「**右手がふるえて**」は振戦であり，筋強剛などと合わせてパーキンソニズムだと考えられます．

Lewy小体型認知症の検査といえば，SPECTとMIBG心筋シンチグラフィーでしたね．前者なら後頭葉優位の血流低下，後者なら心臓への集積低下がみられます．よって**b**が正解．他の選択肢はみるまでもありません．

109I43

61歳の女性．無表情，無関心で元気がなくなったことを心配した家族に伴われて来院した．半年前から毎日，同じ時間に寝て起き，必ず同じ経路を散歩し，同じ料理しか作らず，他の家事をしなくなってきた．夫が注意しても平気な態度を示す．夫は「些細なことで急に怒り出すこともあって，人が変わってしまったようだ」と言う．診察室に入った途端に，自分では困ったことはないと挨拶もせず帰ろうとする．問題行動についての質問には返答しない．明らかな記銘力の低下を認めない．神経学的所見を含め身体所見に異常を認めない．

最も考えられるのはどれか．

a　強迫性障害
b　脳血管性認知症
c　前頭側頭型認知症
d　Lewy 小体型認知症
e　Alzheimer 型認知症

思考のプロセス

「**元気がなくなった**」からは抑うつが考慮されます．しかし，病歴をみてみると「**人が変わってしまったようだ**」と人格変化が目立つのがわかると思います．神経学的所見に異常はなく，記銘力低下もみられないことから，前頭側頭型認知症（Pick 病）が想起されます．よって **c** が正解．

ちなみに，e の Alzheimer 型認知症も末期なら人格変化が生じるのでは？と思ったかもしれませんが，その場合，記銘力低下は必発となります．

111I6

記銘力低下を認める患者の家族の訴えで，Pick病を最も疑わせるのはどれか．
a 「夜中に起きて騒ぎ立てます」
b 「鏡の中の自分に話しかけます」
c 「物がないと家族が盗ったと言います」
d 「同じような食事しか作らなくなりました」
e 「会話の内容に関係ない言葉を繰り返します」

思考のプロセス

　どんなときにも患者さんの言葉こそが大切です．aはせん妄やREM睡眠行動障害が考慮されるもの．また後ほど．bはちょっと難しかったかもしれませんが，「失認」を疑うエピソードになります．cは事実関係がなければ物盗られ妄想，つまりAlzheimer型認知症をまず疑うものですね．dは前頭葉障害で生じる遂行機能障害のこと．eは滞続言語になります．よって，**e**が正解．

　この問題は迷った人も多いかもしれません．だって，人格変化と考えればaも良さそうですし，dの遂行機能障害でもいい（前問をみてみると同じようなエピソードがありますね！）といえますから．しかし，これらは他の疾患でもみられるので，鑑別は狭められても，Pick病一発診断！というわけにはいかないのです．特に遂行機能障害は脳血管障害や脳挫傷などで起こる方が一般的であり，これをみて「あ！Pick病かも！」とは，現実的になりえません．それに比べ，eの滞続言語はPick病に特異度の高いものであり，「あ！Pick病かも！」**と思わなくてはいけない訴え**になります．Pick病は見逃されていることが多いといわれており，医師になってからもこれだけは知っておいてくれ……という，問題作成者の意図が伝わってくるように思います．

7 摂食障害

若年女性 + 体重 40 kg 以下で疑う

国試の傾向と対策

精神疾患と内科疾患の両方の側面をもった疾患になります．「栄養が足りていないなら食べればいいじゃん」というのは内科の考え方であり，**本質的な治療には精神科の考え方**が必要不可欠になります（もちろん，内科的アプローチも必要です）．覚えることは多いですが，しっかり整理して対応できるようにしておきましょう．なぜなら，死亡率が **5～20%** とかなり高い疾患だからです．

◆ 神経性食欲不振症（AN）はいわゆる"拒食症"

まず，大原則として知っておくべきなのは，基本的に **30歳以下（特に10代）の女性に発症する**ということです．ここが最大のポイント！ 逆にいうと，高齢者が食事を摂らない……高齢者の体重減少……などのエピソードでは，悪性腫瘍などの基礎疾患を考えるべきです．

診断基準をみると，標準体重の－20%以下だとか書いてありますが，ややこしいので，皆さんは **BW 40 kg 以下（BMI 17 以下）**であれば，常に疑うようにしてください．

Amasawa's Advice

体重 40 kg 以下の若年女性 → AN を考えよう！

「BW 40 kg 以下なんて，モデルやマラソン選手にゴロゴロいるよ」という意見が聞こえてきそうですが，その通りで，実際にこれらの職業では AN の人が多いといわれています．

ANの根底には，**「痩せるべき」という偏った考え方**があります．背景には，自尊心の低さ（自分に自信がない）や家庭内の問題（虐待や離婚など）があることが多く，著者の経験では**優等生タイプの長女**に多い印象です．

◆ どういった症状が出るのか？

　まず，ベースに**肥満恐怖**や**ボディーイメージの障害**があります．本人に病識はないため，周囲の心配とは反対に「もっと痩せなきゃ！」と極端なダイエットに励みます．そうすることで，徐々にさまざまな症状が出現します．

　絶対におさえておく必要があるのは，**無月経**を起こすことです．栄養が足りていないときに子作りなんかしている場合じゃない！と，性ホルモンの低下が起こるためです．

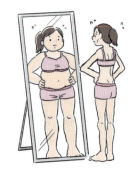

　また，できるだけエネルギー消費をおさえようと身体が反応します．その結果，バイタル（血圧，脈拍，体温），電解質（Na，K，P），汎血球（RBC，WBC，Plt），甲状腺ホルモン（FT_4など）が低下します．ほかにも低下するものは多々ありますが，雑多な知識となってしまうため，逆に上がるものだけを暗記していきましょう！　これについては後ほど解説します．

　さらに，精神面においても，集中力低下，イライラ，不安などを起こします．だれしも食事を食べていないときにはこのような状態になりますよね．それが慢性的に続くため，**高率でうつ病を合併する**ことも知られています．

◆ 上昇するものをおさえよう！

　上昇するものは以下の5つです．理屈と合わせて覚えていきましょう！　記憶に定着しやすくなります．

　まず，本人のやせたい願望は非常に強いため，活動性が亢進するのは納得のいくところでしょう．しかし，身体は確実に悲鳴を上げます．そこで，そのストレスに対応すべく，コルチゾールの分泌亢進で対応します．コルチ

> **重要　ANで上昇するもの5つ**
>
> ① **活動性**
> ② **コルチゾール**
> ③ **T-Cho**
> ④ **GH**
> ⑤ **産毛**

〜ヒトは低血糖には強い〜

　大昔の人間は，その日暮らしで毎日の食事にありつけるかどうかわからないような状況でした．食事がとれないということは，まさに危機的状況だったわけです．それらに対応すべく，**ヒトの身体には血糖を上げる手段が複数備わっている**のです．前述したコルチゾールやGHもそうですね．

　逆に，高血糖の状況が続くことは想定していなかったようです．血糖を下げるホルモンは，インスリンただ1つしかありません．糖尿病の治療が難しい理由の1つがこれです．

ゾールはリポ蛋白増加を促すので，T-Cho上昇につながることも納得でしょう．また，栄養不足も当然起きるので，低血糖防止のためにもコルチゾールは上昇します．これには，GH上昇も関与してきます．

　国試でよくみられる引っ掛けとして「恥毛の脱落」という選択肢があります．これはANではみられません．コルチゾールの作用により，むしろ産毛が増加するのです．

Amasawa's Advice

 恥毛の脱落 → 甲状腺機能低下症，Sheehan症候群の2つを考えよう！

◆ 治療は長期戦！

「食事をとってもらう」だけでは根本的な治療にはなりません．体重や食

事に対する考え方を変えてもらう，つまり，**認知行動療法**が鍵となります．優等生タイプが多いためか，死ぬ可能性があることや病気であることを知ってもらうだけでも，効果が表れやすいです．

◆ AN で起きる pH 異常 (Advanced)

余裕がある人は，AN で pH がどのように変動するのか，想像してみてく

> **重要　摂食障害のダイエット**
>
> ① 食べない
> ② 自己誘発性嘔吐
> ③ 利尿薬や下剤の乱用

ださい．そもそも，摂食障害の患者さんが痩せようとする行動には，以下の3つがあります．

①については，低 K 血症になるので，結果的に代謝性アルカローシスを起こします．

②については，胃酸を吐くことで低 K 血症＆代謝性アルカローシスになります．身体所見として「**指の吐きだこ**」「**う歯**」がないかもチェックしておくといいでしょう．

③については，利尿薬（主にフロセミド）では偽性 Bartter 症候群となるので，やはり**低 K 血症＆代謝性アルカローシス**を起こします．しかし，下剤の場合は腸液（HCO_3^- が多い）を失うことになるので，代謝性アシドーシスに傾くこともあるというのがポイントです．

ちなみに，これらについてはダイエット目的という一面はもちろんですが，**ストレス解消**という面も含まれています．体重は目に見える数値であるため，減らせたときの達成感は自己肯定感につながります．そのため，体重減少が達成されない（≒自己肯定感ができない）ときには，自傷（リストカット）や万引きなどの問題行動に出てストレスを発散してしまうことがある，というのも余裕があれば覚えておいてください．

◆ 神経性大食症（BN）の方が AN より患者数は多い

BN では，**100％むちゃ食い（過食）**のエピソードがみられます．しかし，根底には AN と同じように，肥満恐怖やボディーイメージの障害があります．そのため，AN よりも**代償行動（自己誘発性嘔吐など）が目立つ**のが特徴です．結果，IN・OUT の釣り合いがとれ，**体重は標準**であることが多いです．

> Amasawa's Advice
> 摂食障害 + 体重が標準 → 神経性大食症（BN）をまず考えよう！

◆ BN と AN の鑑別点

類似する点も多く，半数以上ではオーバーラップするといわれています．すべて覚える必要はありませんが，BN では**病識がある，活動性は低下，無月経はみられにくい**という 3 点の違いをおさえておいてください．

	AN	BN
好発年齢	10 代	20〜30 代
体重	やせ	標準
病識	なし	あり
食事	あまり食べない	過食&絶食を繰り返す
活動性	亢進	低下
無月経	みられる	みられにくい

〜対人関係療法（IPT）〜

AN と BN はどちらも対人関係の障害が関係しているといわれています．アドラー心理学ではないですが，**多くのストレスは対人関係から生じている**ので，そのストレスを軽減するための精神療法があります．それが，**対人関係療法**（IPT）になり，AN や BN ではときどき使われる精神療法になります．

疾患のまとめ：摂食障害

神経性食欲不振症（AN）

好発	**若年女性**（特に10代）
背景因子	**自尊心が低い** **家庭内の問題**（虐待，親の離婚，十分な愛情を受けていない） 長女，優等生，対人関係の障害
症状	**肥満恐怖，ボディーイメージの障害，やせ，病識欠如** **無月経，活動性亢進**，精神症状（集中力低下，イライラ，不安） 自己誘発性嘔吐，利尿薬・下剤の乱用，産毛の増加
身体所見	**吐きだこ，う歯** バイタル低下（脈，血圧，体温）
治療	**認知行動療法** 対人関係療法（IPT） 栄養療法（ビタミンB_1を忘れずに）
その他合併症	**うつ病，二次性甲状腺機能低下症**，汎血球減少，骨粗鬆症 低K血症，低P血症，偽性Bartter症候群，Wernicke脳症 肝機能障害，便秘，浮腫，GERD，SMA症候群，不安障害
備考	**予後が悪い**（死亡率5〜20％）

神経性大食症（BN）

好発	**若年女性**（特に 20～30 代）
症状	**むちゃ食い＆絶食**，過度な運動，活動性低下 自己誘発性嘔吐，利尿薬・下剤の乱用
身体所見	**吐きだこ**
合併症	※ AN 参照
治療	**認知行動療法** 対人関係療法 ※必要あれば栄養療法も
備考	体重は**標準**のことが多い AN より患者数は多い

解いてみた
摂食障害

103I10
神経性食思不振症でみられるのはどれか．3つ選べ．
a　徐脈
b　貧血
c　T_3高値
d　LH・FSH高値
e　低アルブミン血症

思考のプロセス

　ANで上昇するのは①活動性　②コルチゾール　③T-Cho　④GH　⑤産毛の5つですね．これを知っていれば **a**，**b**，**e** が正解とわかります．
　正攻法でもみてみましょう．**複数の解き方を持っていることはとても強力な武器になります**．aはいいですね．バイタルは低下します．bもいい．血球は低下していきます．cは逆ですね．二次性甲状腺機能低下症になるため，T_3は低値となります．dも逆ですね．子作りしている場合じゃない！と性ホルモンは低下するはず．eは**栄養の指標**として代表的であり，当然低下しますね．

104A39

20歳の女性．便秘，皮膚乾燥および1年間の無月経を主訴に来院した．既往歴に特記すべきことはない．高校卒業後，食行動の異常を認め，体重は極端に減少した．両親と弟との4人家族．母親との間に強い葛藤があり，日常会話は極めて少ない．意識は清明．身長 162 cm，体重 38.5 kg．体温 35.8℃．脈拍 56/分，整．血圧 92/56 mmHg．
この疾患で認められるのはどれか．
a 病識欠如
b 恥毛脱落
c 皮膚の萎縮
d 活動性低下
e 皮膚色素沈着

思考のプロセス

　問題文をみていくと，体重が 40 kg を切っています．若年女性 + 体重 40 kg 以下なので，AN を疑います．無月経，食行動の異常，家庭内に問題ありは合致しますね．バイタルが全体的に低下しているのも注目すべき点です．

　1つずつ選択肢をみていきましょう．a はいいですね．精神科疾患は基本的に病識を欠きます．b はよくある引っ掛けの選択肢．甲状腺機能低下症や Sheehan 症候群でみられます．**AN では二次性甲状腺機能低下症がありますが，恥毛の脱落や粘液水腫などを起こすほどではない**とされています．c はコルチゾールが過剰になることで菲薄化はきたしますが，萎縮はしません．d も逆ですね．活動性は亢進します．e もみられません．ACTH 過剰による色素沈着を考えさせたいのでしょうか？　AN ではコルチゾールが上昇しているため，ACTH は低値となります．よって，正解は **a**．精神科疾患の原則を知っていれば，間違えようがないですね．

　ちなみにですが，コルチゾールにより産毛は増加しますが，多毛にはなりません．栄養が足りていないため，**毛はしっかり生えない**のです．

99F22 改変　難問†

17歳の女子．やせを心配した母親に連れられて来院した．10か月前から現在までに15 kgやせた．4か月前から無月経となった．最近，学校で昼食の弁当の中身を捨てていることに担任の教師が気付き，病院に受診させるよう母親に勧めたという．身長158 cm，体重31 kg．
この患者でみられるのはどれか．**2つ選べ．**

a　高カリウム血症
b　低体温
c　アキレス腱肥厚
d　高プロラクチン血症
e　むちゃ食い

思考のプロセス

　若年女性かつ体重40 kg以下より，ANを疑うことはたやすいでしょう．無月経や食行動の異常のエピソードもあるので，間違いなさそうです．
　1つずつ選択肢をみていきます．aは逆ですね．電解質は低下するはず．bは正しい．バイタルは低下します．cは……たしかに高コレステロール血症にはなりますが，**アキレス腱肥厚がみられるのは家族性高コレステロール血症で1対1対応**になります．dもちょっと迷いますが，血糖に関与するホルモン以外は基本下がるはずです．一応きちんと言っておくと，プロラクチンは主にドパミンもしくはTRH（TSHの上流）によって制御されていますが，ANでは二次性甲状腺機能低下症となり，TRHが下がるため，プロラクチンも下がるように働きます．eが正しいもう1つの選択肢．むちゃ食いはBNのイメージが強いかもしれませんが，ANでも起きうるものです．よって，**b**と**e**が正解．よく考えなければ解けない，いい問題だと思います．

104D19

神経性大食症〈過食症〉について正しいのはどれか．
a 体重は標準を超える．
b 無月経を伴うことが多い．
c 過食はしても絶食はしない．
d 近年，神経性食思〈欲〉不振症よりも発生頻度が低い．
e 電解質異常と代謝性アルカローシスとをしばしば伴う．

思考のプロセス

　最後に BN の問題を解いて終わりにしましょう．a は違いますね．根底には肥満恐怖やボディーイメージの障害があるので，やせ～標準くらいになるはずです．b も違いますね．無月経はみられにくいというのが BN の特徴でした．c も違います．根底には肥満恐怖やボディーイメージの障害があるので，AN と同じような行動を生じるパターンもあるというのは想像にたやすいでしょう．それに……**国試的に断定的な選択肢は選びづらい**ですね．d は本文でもチラッと触れていますが，**BN の患者さんの方が多い**です．残った **e** が正解．自信をもって選べなかった人はもう 1 度本文を読み込んでおいてください．

8 原因検索を怠らない！
睡眠障害

国試の傾向と対策

　人生の約 1/3 を占める"睡眠"という行動．それだけ大きなウエイトを占めるのに，あまり"睡眠"そのものについて学ぶ機会がないまま，医師になってしまうのはもったいない！　非常に奥が深くて面白い分野ですよ．そして，「眠れない → とりあえず睡眠薬」という思考は，今この瞬間から捨て去りましょう！！

◆ 皆さんへのアドバイス

　だれしも，「眠れない……」という経験はあると思います．特に，睡眠サイクルが狂ったとき（徹夜で勉強，徹夜麻雀，オールで飲み会，カラオケなど）に顕著ですね．医師になってからも，当直によって不規則な生活になりがちであり，睡眠のコントロールは自身の健康のために非常に重要な課題となってきます．"睡眠"について悩んでいるドクターは意外と多いんですよ？

　さて，それでは"快眠ライフ"をおくるためにはどうすればいいか，皆さんにアドバイスさせていただきます．

Q1. 何時間眠ればいいですか？
　まず，この手の質問が最も多いのですが，正解はありません．というか，重要視していません．一般的には 6〜7 時間がいいとされていますが，個人差も大きく，明確なエビデンスがあるわけでもありません．逆に，「6 時間寝なきゃ」と時間単位に捕らわれてしまうほうが問題です．

Q2. 睡眠サイクルが狂っているのですが……
　一般的に睡眠サイクルが狂って困るのは，早く眠れずに起きる時間が遅い

パターンです．大学生あるあるパターンとでも言っておきましょう（笑）．そんな方は，**夜は好きなことをして過ごしてください**．「今日こそは早く寝る！」と早く寝床につく必要は全くありません．「やっぱり眠れない……」と，逆にストレスになってしまうことでしょう．

その代わり，**朝は早い時間に起きる**のです．いつもは眠っている時間なので，相当眠く感じると思いますが，海外旅行に来ているつもりで，とにかく起きて活動してください．日中もきついと思いますが，**仮眠をせず**に一日を過ごすのです．そうすれば，夜は自然と眠れるはずですよね．このとき気をつけるべきは，やはり朝早く起きるというリズムを徹底することです．つまり，睡眠サイクルが狂っているときには，**遅寝早起き**が推奨されるということになります（早寝早起きではありません！）．

Q3．寝る前にできることってありますか？
　副交感神経を高めるようにしましょう．リラックスできる音楽でもいいですし，落ち着くならアロマなんかもいいかもしれません．ただ，それ以上に大事なのは，**交感神経を高ぶらせる行動をしない**ことです．

有名どころだと，カフェインやアルコールは摂取しないことですね．それからスマホなどの電子機器の使用もよくないです．あと頭を使うのもよくないですね．考えごとをするとか，国試の勉強を寝る直前までする……とかですね．他にも，熱い風呂に入る，激しい運動をするなどなど．とにかく，交感神経を高ぶらせる行動を控えることが，速やかな睡眠につながるコツです．

Q4．起きた後にできることはありますか？
　アラームで起きたけど……（最高に幸せな）二度寝をしてしまう……．という経験は誰しもあるでしょう．なんで夜は寝付きが悪いのに，こういうときに限って寝付きがいいのか……，と文句を言っても仕方がありません（笑）．とにかく，朝起きたらしてほしいのは，**陽の光を浴びる**ということ．体内の概日リズムがリセットされる効果があります．

Q5．眠れるようになりました！だけど，もう再発したくありません．
　まず，**眠れる環境づくり**を完璧にしてみましょう．防音をする，遮光をす

る，快適な温度や湿度に調整する，などが挙げられます．

　それから，**規則正しい生活を送る**ことです．食事の時間を一定にする，適度な運動をする，禁煙をする，一定の時間に寝るようにするなどです．

　え？当たり前でした？　そうです．赤ちゃんでもできることなんですから，難しく考える必要はありません．いかに，**当たり前のことを当たり前にできるか**，が大事なのです．結局のところ，睡眠も，国試も，何をするにしても，基本が大事ってことですね．……はい．

〜アルコールは睡眠薬？〜

「私，アルコールを飲んだら眠くなるんですけど……」という声が聞こえてきそうなので，一言付け加えておきます．著者も実はそっち派で，お酒の席では度々眠くなりがちです．それはさておき，たしかに少量のアルコールはGABA↑のような働きをするので，**入眠に導く作用**があります．だから，寝酒が癖になっている人がいるというのも納得できてしまうんですよね．しかし，残念ながら，アルコールには**睡眠が浅くなる**という副作用もついてくるのです．つまり，熟睡感が失われる（熟睡障害）ということ．それにより，日中に倦怠感が強くなったりするので，オススメできません．

◆ REM 睡眠を知る

　続いて，睡眠そのものについて迫っていきたいと思います．睡眠は時期によって，**REM 睡眠**と **non-REM 睡眠**の2つに分けられ，睡眠中はこの2つを行ったり来たりを繰り返します．皆さんも，一度はどこかで聞いたことがあるでしょう．REM とは「Rapid Eye Movement」のことであり，その名のとおり，急速な眼球運動を伴っている状態をいいます．

　REM 睡眠は**筋弛緩がみられる**というのがポイントです．だから，REM 睡眠のときには寝返りは打ちません．また，**脳が活動**しています．そのため，REM 睡眠のときには夢をみるのです．

> **Amasawa's Advice**
> 💡 REM 睡眠 → 脳は覚醒に近いけど身体は寝ている！

　ちなみに，REM 睡眠時に脳が完全に覚醒してしまった状態が，いわゆる"金縛り"です．オバケと同じような心霊現象にされがちですが，医学的にも説明できることなのです．

　REM 睡眠は，夢をよくみるといわれる赤ちゃんに多い傾向があります．逆に高齢者では少なくなってきます．また，朝に増えてくるというのも特徴なので，余裕があれば覚えておいてください．

　この REM 睡眠の異常で生じるのが，次に学ぶ REM 睡眠行動障害やナルコレプシーになります．

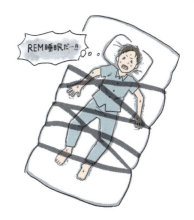

〜 non-REM 睡眠の異常 〜

　本文では扱いませんでしたが，non-REM 睡眠は REM 睡眠の逆になります．つまり，脳が深く眠り，身体は覚醒に近い状態です．当然，寝返りがみられるのはこちらというわけです．
　この non-REM 睡眠の異常も当然あり，**夢遊病や夜驚症**が該当します．どちらも**子供**に多く，成長とともに自然になくなります．イメージとして，前者は「**夜中にふらふら歩き回る**」，後者は「**夜中に突然叫び出す**」という感じです．ポイントは，どちらも夢をみて生じた結果ではないということです．

◆ REM睡眠行動障害は一見せん妄にみえる

　REM睡眠行動障害は，**Parkinson病やLewy小体型認知症の合併症**として有名です．この疾患は，**夢と連動して動いてしまう**のです．通常であれば，身体は弛緩しているはずなので，そのようなことは起こりません．言い換えれば，身体が弛緩しない病気ともいえるでしょう．

　夢の内容によっては，ふらふら歩き回るだけでなく，ときに暴れたりもします．そのため，一見するとせん妄にみえてしまう疾患です．せん妄との大きな違いは，**本人を起こせばすぐに止まる**ということ．それから，夢の内容を覚えていることが挙げられます．なので，「（夢の中で）闘っていた記憶がある」などと，患者さんから聞き取れることもあるんですよ．

　治療は**ベンゾジアゼピン系**になります．睡眠薬としてではなく，筋弛緩作用もあるためです．ただし，後ほど学びますが，ベンゾジアゼピン系はせん妄を増悪させる大きな因子なので，鑑別がとても大切になってくるのです．

　ちなみに，症状はいつ起きやすいでしょう？　就寝直後？　深夜？　朝方？……REM睡眠は朝方に多くなるんでしたね．なので，症状も朝方に起こりやすい傾向があります．

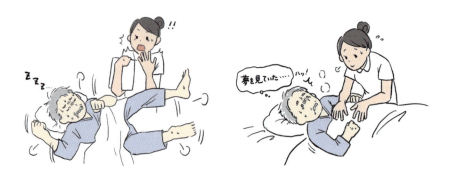

◆ ナルコレプシーは大事な場面でも寝ちゃう

　ナルコレプシーは，「**突然睡眠発作が生じる！**」この一言に尽きると思い

ます．オレキシンという覚醒に関与する神経伝達物質の欠乏によって起こるといわれており，いきなりREM睡眠に入ってしまう病気です．通常であれば，non-REM睡眠から始まり，90分程度するとREM睡眠に入っていくのですが，この時間が極端に短縮しているのです（ポリソムノグラフィという睡眠をみる検査で測定します）．

　差をつけたいのであれば，**入眠時に幻視をみる，情動（大笑いなど）により脱力発作が起こる**（カタプレキシー）の2点もおさえておきましょう．それから，**HLA-DR2が陽性**になるのも特徴です．

　治療は，中枢神経刺激薬の**メチルフェニデート塩酸塩**です．なかなかコントロールをつけるのは難しいですが，重症でなければ，日常生活の制限（例えば運転免許の制限）なども必要ないとされています．

◆ 臨床でみる睡眠障害

　お疲れ様です．とりあえず，まだまだわかっていないことも多い領域なので，国試での出題頻度はそう多くはないでしょう．ただし，臨床は違います．睡眠障害の患者さんは圧倒的に多く，何かしらの原因によって生じているので，**不眠の原因を探る**ことがとても大事です．国試が終わったらでよいので，『Essence for Resident』シリーズで学び，ぜひ快眠ライフを提供できるデキレジを目指してください．

～むずむず脚症候群（Restless Legs Syndrome）～

　じっとしているときに脚に不快感が生じ，**脚を動かさずにはいられない**という，ちょっと変わった病気がこれです．**中高年女性**に好発し，**夜間に起きやすい**ため，睡眠障害の原因となります．

　ハッキリした原因は不明ですが，**鉄やドパミンを補うと改善がみられる**ことから，それらの関与が疑われています．知っていれば診断できるので，余裕があれば覚えておいてくださいね．

疾患のまとめ 睡眠障害

REM睡眠行動障害

好発	高齢男性（朝）
基礎疾患	Parkinson病，Lewy小体型認知症
症状	夢と連動して動く
せん妄との違い	制止可能，夢の内容を覚えている
治療	ベンゾジアゼピン系

ナルコレプシー

原因	オレキシンの欠乏
症状	突然の睡眠発作 入眠時幻視，カタプレキシー
キーワード	「寝入りばなに，だれかに呼ばれる気がする」
検査	ポリソムノグラフィ（PSG）でREM睡眠までの時間短縮 HLA-DR2陽性
治療	メチルフェニデート塩酸塩
備考	PSGは脳波，SpO_2モニター，心電図，眼球運動図，筋電図，いびき用のマイクなど複数のデバイスで構成されている

解いてみた
睡眠障害

108H30
50歳の女性．不眠を主訴に来院した．寝床に入っても何時間たっても眠れないのがつらいと訴える．一方，ソファでテレビを見ているとウトウトすることがある．睡眠がとれた翌日は気分もよく趣味を楽しむことができる．この患者への指導として適切なのはどれか．
a 「昼寝をしてください」
b 「寝床で本を読んでください」
c 「起床時間を遅くしてください」
d 「早めに寝床に入ってください」
e 「眠れない時は寝床から出てください」

思考のプロセス

　さ，今度は皆さんが患者さんにアドバイスしてみましょう！　どうですか〜？　……簡単ですね．**e** が正解です．**「遅寝早起き」をモットー**にしていきましょう．

　他の選択肢はダメダメですね．a は夜ますます眠れなくなるので，仮眠はしてはいけません．b もよくないですね．寝る前には頭も身体も使わないことです．c，d は「遅寝早起き」のモットーに反しますね．

107I3

不眠症の対処として最も適切なのはどれか．
a　早寝早起きを心掛ける．
b　眠くなくても寝床に入る．
c　目が覚めたら日光を浴びる．
d　睡眠薬代わりに寝る前に酒を飲む．
e　昼寝も含めて1日8時間は睡眠をとる．

思考のプロセス

　こちらも楽勝ですね．1つずつみていきましょう．aは一見良さそうで選びたくなりがちですが，「遅寝早起き」のモットーに反しますね．bもやりがちですが，NG．眠くなるまで好きなことをして過ごしてもらいます．**c**はいいですね！　朝起きたら日光を浴びることで，概日リズムがリセットされるといわれています．dはだめ．コラムでも書きましたが，入眠障害は解消されても，熟眠障害という新たな問題が出てきます．というか，医師として患者さんに「寝る前にお酒を飲みましょう！」とは口が裂けても言えませんよね？　eも8時間と決める必要はありませんし，昼寝もダメです．

112A6

睡眠について正しいのはどれか．
a　夢を体験するのは浅いノンレム睡眠の時期である．
b　深いノンレム睡眠は朝方に向けて減少する．
c　レム睡眠は緩徐な眼球運動が特徴である．
d　乳幼児ではレム睡眠が成人より少ない．
e　総睡眠時間は青年期以降一定である．

思考のプロセス

　続いて，睡眠そのものについて．a は違いますね．浅い眠りは non-REM 睡眠ではなく，REM 睡眠です．b はいいですね．REM 睡眠は朝方にかけて増える分，non-REM 睡眠は減少します．c は惜しい．**「緩徐な」**ではなく**「急速な」**です．「Rapid Eye Movement」ですからね．d も違いますね．REM 睡眠は年をとるほど減っていきます．e は一般常識的なところもありますが，高齢者では睡眠時間そのものが短くなっていきます．よって，**b** が正解．

オリジナル

睡眠について正しいのはどれか．

a　non-REM 睡眠で夢をみることが多い．
b　non-REM 睡眠では寝返りを打たない
c　REM 睡眠では筋トーヌスが亢進する．
d　REM 睡眠では脳波が速波となる．
e　a～d に正しい答えはない．

思考のプロセス

　1つずつみていきましょう．a は違いますね．夢をみるのは REM 睡眠でしたね．b も違います．non-REM 睡眠は，「脳は眠っているけど，身体は覚醒に近い状態」なので，寝返りを打つのが特徴となります．逆に，REM 睡眠は，「脳は覚醒に近い状態で，身体は眠っている状態」になります．なので，筋トーヌスは低下するはず．なので，c も間違い．この流れでいくと……d も間違い！？と思いたくなりますが，**d** は正しいです．ちょっと難しいかもしれませんが，脳は覚醒に近い状態なので，$α$ 波や $β$ 波など覚醒に近い速波が測定されるのです．

104A58

68歳の男性．就寝中の行動を心配した妻に伴われて来院した．週に数回，就寝後1時間半ほどすると大声を上げ，むっくと起き上がって何かと戦っているような行動をするようになった．妻が制止すると我に返り「夢を見ていた」と言い，再び就寝し翌朝には夢の中でのことだったと記憶している．日中の行動異常は全くない．身体的には体が固く，動作が遅くなったといい，物忘れを自覚している．身長168 cm，体重60 kg．四肢に筋固縮を認める．Mini-Mental State Examination〈MMSE〉では21点（満点30）．血液所見，血液生化学所見，脳波および頭部単純MRIに異常を認めない．
この患者の睡眠障害はどれか．

a 夜驚症
b 夜間せん妄
c 夢中遊行症
d 側頭葉てんかん
e レム〈REM〉睡眠行動障害

思考のプロセス

エピソードをみると，一見せん妄のようにみえます．しかし，**「制止すると我に返り」**と自制可能であり，**「夢をみていた」**と夢の記憶があるため，REM睡眠行動障害を考えます．患者さんは高齢男性であり，**「動作が遅くなった」「物忘れ」「MMSEで22点以下」**がみられていることから，Lewy小体型認知症が背景にある可能性が高いです．とりあえず，**e**が正解．

他の選択肢もみておきます．aはnon-REM睡眠の異常で，「子供が夜中に突然叫び声を上げる」というのが典型的です．bはとても大事な鑑別です．しかし，上記の理由から否定されます．cもnon-REM睡眠の異常で，「子供が夜中にふらふら歩き回る」というのが典型的です．ちなみに，non-REM睡眠なので，覚醒は困難とされています．dは器質的異常ですね．てんかんのエピソードはないですし，画像上も否定的です．

111I41

65歳の男性．睡眠中の行動異常を主訴に妻に伴われて来院した．5年前からしばしば悪夢を見てはっきりした寝言を言うようになった．次第に睡眠中に大声で叫んだり笑ったりするようになり，上肢を振り回し妻に殴りかかることがあった．寝言や寝ぼけた行動は夢の内容に対応していた．
最も考えられる疾患について正しいのはどれか．

a　Alzheimer型認知症に移行する可能性が高い．
b　徐波睡眠相に一致して行動異常が出現する．
c　妻に対する無意識の敵意が原因である．
d　寝室環境の調整が必要である．
e　過眠を伴うことが多い．

思考のプロセス

「夢の内容に対応していた」というのはREM睡眠行動障害のキーワードですね．高齢男性である点も合致します．

aは違いますね．Parkinson病やLewy小体型認知症が関与しました．bも違いますね．REM睡眠は速波（$α$波や$β$波）になります．cとeは関係ありませんね．直接的な解決には至りませんが，危ない物を近くに置かないだとか，そういう調整も必要になってきます．よって**d**が正解．

113A12 改変

ナルコレプシーの患者の訴えと考えられるのはどれか．**3つ選べ．**
a 「会議中に突然眠ってしまいます」
b 「毎日明け方になるまで眠れません」
c 「大笑いすると突然全身の力が抜けます」
d 「足がむずむずして動かさずにいられません」
e 「毎晩，眠れないのではないかと不安になります」
f 「寝入りばなに誰かに呼ばれる気がします」

思考のプロセス

　そろそろ忘れてきた頃だと思うので，思い出す意味も込めて……（笑）．どんなときも大切なのは，患者さんの言葉です！　それでは1つずつ聴いていきたいと思います．

　aはまさにという感じですね．bは不眠の訴えであり，さまざまな原因が考えられます．疼痛や瘙痒感などの症状はもちろん，精神疾患（うつ病や不安障害など）やParkinson病などの内科疾患でも生じます．また，薬剤（ステロイドやIFNなど）も有名です．いずれにせよ，ナルコレプシーの訴えとは対極です．cはカタプレキシー（情動による脱力発作）のことですね．dはむずむず脚症候群に典型的な訴えです．入眠時幻視のことを言っているんだと思います．eは，これだけではわかりませんが，全般性不安障害あたりが考慮されるでしょう．fは入眠時幻視のことですね．よって，**a，c，f**が正解．

110I68

18歳の女子．繰り返す授業中の居眠りを主訴に来院した．17歳ころから夜間十分に眠っても日中に強い眠気を感じるようになり，次第に日中の居眠りが増えてきた．半年前から寝つく際に意識はあるのに力が入らず体を動かすことができないという体験が出現するようになった．日中に大笑いすると膝の力が突然に抜けることがある．診察時，意識は清明で神経学的所見に異常を認めない．
この疾患について正しいのはどれか．
a　肥満者に多い．
b　入眠時幻覚が出現する．
c　カタレプシーが出現する．
d　精神的なストレスにより生じる．
e　夜間の睡眠時間延長で症状は改善する．

思考のプロセス

「睡眠発作」や「情動脱力発作」のエピソードが揃っているため，ナルコレプシーを考えるのは難しくないでしょう．

aはSASのことですね．「日中に強い眠気」とあるので，引っ掛けの選択肢として出ているのだと思います．bは正しいですね．特に，入眠時幻視がみられやすいです．cはよくある引っ掛けです．カタレプシーは統合失調症の合併症でみられる常同姿勢であり，情動脱力発作はカタプレキシーといいます．たしかに……似ていますね．ややこしい．dとeは関係ありません．よって**b**が正解です．

105I17 改変

睡眠障害と治療薬の組合せで誤っているのはどれか．
a　ナルコレプシー ー 塩酸メチルフェニデート
b　REM睡眠行動障害 ー ベンゾジアゼピン系睡眠薬
c　むずむず脚症候群 ー 鉄剤
d　むずむず脚症候群 ー ドパミン受容体作動薬
e　睡眠時無呼吸症候群 ー ジアゼパム

思考のプロセス

　1つずつチェックしていきましょう．aはいいですね．中枢神経刺激薬である塩酸メチルフェニデートがナルコレプシーの治療に使われます．bもいいでしょう．REM睡眠行動障害には，睡眠作用と筋弛緩作用の両方を有するベンゾジアゼピン系が有効です．cとdもいいですね．鉄欠乏やドパミン欠乏が原因となりうるといわれています．eが明らかに違いますね．ジアゼパムはベンゾジアゼピン系の1つです．睡眠時無呼吸症候群（SAS）にはC-PAPを検討しましょう．よってeが誤っているものとして正解．

108I2
むずむず脚症候群について正しいのはどれか.
- a　レム〈REM〉睡眠と関係が深い.
- b　ドパミン遮断薬が有効である.
- c　加齢とともに患者数は減少する.
- d　脚の異常感覚は運動によって改善しない.
- e　足関節などの不随意運動が入眠後にみられる.

思考のプロセス

　コラムで触れたむずむず脚症候群についてです.aは関係ありません.REM睡眠と関係が深いのは,REM睡眠行動障害やナルコレプシーです.bは逆ですね.ドパミン欠乏が原因となるので,ドパミン受容体作動薬を使用します.cも違いますね.中高年女性に好発することを考えれば難しくないでしょう.脚を動かすことによって改善します.なので,dは間違い.正解はeですね.入眠後にもむずむずして不快な脚は動いています.

9 量で判断しない アルコール依存症

国試の傾向と対策

　少量飲んだだけでも顔が真っ赤になる人，たくさん飲んでもへっちゃらな人がいるのと同じで，依存形成にも**個人差**があります．初学では「どれくらい飲んでいるか」ということに目が行きがちですが，なかなか本当の量を答えてくれない患者さんも多く，**量で判断するのは危険**といえます．どういった症状が出るのか，疑ったときにどんなことを聞けばいいのか，ということを中心に学んでいきましょう．

◆ そもそも「依存」ってなに？

　「依存」という言葉を辞書で引いてみると，「他のものに頼って成立・存在すること」とあります．身近なところでは，「彼氏に依存している」とかいう使い方もされていますよね．

　医学の「依存」は大きく二種類に分けられ，**精神依存**と**身体依存**にカテゴライズされます．前者は簡単にいうと，依存する物がなくなると「欲しい！欲しくて我慢できない！！」という欲求が強く出てしまうもので，それによってイライラ，不安などの精神症状を呈します．ここで大切なのは，あくまで精神依存は「気持ちだけ」ということ．極論してしまえば，気持ちを強く持ちさえすれば我慢することが可能なわけです．

　しかし，身体依存は違います．依存する物がなくなってしまうと離脱症状（動悸や発汗などの交感神経症状）が生じるのです．そのため，ただ本人が我慢すればいいという話ではないのです．身体依存があるものは精神依存もセットになります．なので，身体依存の有無が依存症において大切なポイントです．

> Amasawa's Advice
> 「依存」は身体依存の有無が特に大切！

◆ アルコール依存症はあくまで「依存」を問題にしている！

さて，アルコールはどうかというと，**身体依存**があります．なので，アルコール依存症の人に対して，「酒やめればいいだけじゃん」というのは大きな誤解なのです．

また，アルコール依存症と聞いて，「酒豪」をイメージした人は少し考えを改める必要があります．たしかに量の多い方が肝障害などの器質的異常につながりやすいのですが，"依存" に関していえば，量自体はさほど重要視していません（もちろん，多いほどなりやすい傾向にはありますが）．

◆ アルコール依存を疑ったら，CAGE スコアをつけよう！

アルコール依存症かどうか簡便にわかる **CAGE スコア**というものがあります．感度・特異度ともに優れており，研修医になってからも，ぜひ使っていってください．

> **重要　CAGE スコア**
>
> **C**ut down：飲酒量を減らすべきだと思うか
> **A**nnoyed：他人に飲酒を批判されて煩わしいと思うか
> **G**uilty：自分の飲酒に申し訳ないと感じるか
> **E**ye-Opener：朝酒をしてしまうか
> ※ 2 項目以上当てはまると，依存の可能性が高い

ここで注目してほしいのが，飲酒の "量" そのものについてはやはり着目していないという点です．大切なのでもう一度言いますが，依存形成において**量の多い少ないはそこまで重要ではありません**．

◆ 症状の違いをおさえる

それでは，実際に依存形成をするとどんな問題が起こるのでしょうか．3つおさえておいてください．

> **重要　アルコール依存症による影響**
>
> ① **嫉妬妄想**
> ② **反社会的行動**
> ③ **離脱症状**

まず，①の嫉妬妄想は「妻（夫）が浮気をしている」という訴えが代表的です．妄想なので，もちろん事実関係はありません．

次に，②の反社会的行動は，暴言・暴力，虐待，自殺，飲酒運転，無断欠勤，借金，離婚などが挙げられます．**病識に欠き，日常生活に支障をきたしているかどうかが重要**という点では，やはり精神科疾患に分類されるのも納得でしょう．

最後，③の離脱症状について．身体依存を形成していると，急激な禁酒により**交感神経症状**（動悸，振戦，発汗，イライラ）をきたします．もちろん，精神依存もあるので，不眠，不安，抑うつなんかの精神症状もみられます．

このような離脱症状が現れないようにまたお酒を飲む → やめられなくなるという悪循環を生み出していきます．離脱症状がひどくなると**痙攣発作**や**離脱せん妄**がみられることも．後者は，**小動物幻視**（**特に虫**）を特徴とするせん妄（≒意識障害）が特徴的です．幻視を起こす疾患はそう多くないので，ここで1つまとめておきましょうか．

> **重要　幻視を起こす疾患のまとめ**
>
> ① せん妄
> ② Lewy 小体型認知症
> ③ ナルコレプシー（入眠時幻視）

アルコール依存症

◆ アルコール依存症の治療は本人の決意から始まる

治療は3つに分けられます．いずれにせよ，患者さん本人が治りたい！と思わなければ，なかなかうまくいきません．言い換えれば，**本人に強い意志をもってもらうこと**が，治療成功の秘訣なのです．

> **重要　アルコール依存症の治療（依存時）**
>
> ①断酒
> ②抗酒薬
> ③集団精神療法（＋個人カウンセリング）

断酒とは，文字どおり**お酒を1滴も飲まない**ことです．まずは少しずつ減らして……と思いがちですが，それでは失敗することが多いとわかっているため，0か100かという考えが大事になります．

抗酒薬は，**ジスルフィラム**や**シアナミド**という一般名です．アルコールは肝臓で

$$アルコール → アセトアルデヒド → 酢酸$$

と分解されます．この真ん中に位置するアルデヒドが体内に蓄積してしまうと，いわゆる"二日酔い"の状態になるわけです．抗酒薬は，アセトアルデヒドを分解する酵素を阻害するお薬です．つまり，服用することで少量の飲酒でもすぐに気分の悪い状態を作り出し，お酒が嫌いになる，というのを狙ったものなのです．そのため，ずっと飲み続けるような薬ではありませんし，患者さんも服用していい気分にはなりません．あくまで**断酒を達成するための一時的な薬**とインプットしておきましょう．

集団精神療法（自助グループ）は，次章の薬物依存なんかでも有効ですが，同じ悩みを持っている人たちが集まり，経験を話したり，互いに励まし合いながら依存を克服するというプログラムです．もちろん，個人レベルでのカウンセリングも併用していきます．

〜アルコール依存症に新しい薬を〜

最近，**アカンプロサート**という別系統のお薬も出ています．

飲酒により**抑制系のGABAが活性化する**ことが知られています（なので，お酒を飲むと眠くなる）．しかし，アルコール依存症の方では，慢性的にGABAへの刺激が続くため，身体がそれに慣れてしまい，興奮系のグルタミン酸の活性が高い状態となります．そこで突然飲酒をやめることにより，興奮と抑制のバランスが前者に傾き，離脱症状（交感神経症状）が生じるというのが，現在考えられているアルコール離脱のメカニズムです．

このグルタミン酸を抑制するのがアカンプロサートになります．実際の効果としては，緩やかではありますが，**お酒を飲みたい気持ちを抑える効果**があります．今までの抗酒薬は戒めのような感じがありましたが，この薬の出現により，アルコール依存症の治療の幅が拡がったといえるでしょう．

◆ 断酒して離脱症状が出現したら

さて，身体依存を形成しているのに，いきなり断酒して大丈夫なん？と思った読者の方もいるでしょう．もちろん，そのとおりです．「酒やめればいいだけじゃん」という話ではありませんでしたね．ひどい方では，断酒して1日以内に離脱症状を呈する方もいるくらいなので，基本的には入院して経過をみるのが望ましいとされています．

> **重要　アルコール依存症の治療（離脱時）**
>
> ① **ビタミンB_1を含む輸液**
> ② **抗精神病薬**
> ③ **ベンゾジアゼピン系**（ジアゼパム，ロラゼパム）

もし，離脱症状が起きてしまったときには上記のものが有効です．③のベンゾジアゼピン系はGABA活性化によりアルコールの肩代わりとなるため，**離脱予防**にも用いられます．国試のポイントになりますが，依存症の治療と離脱時の治療とをしっかり分けて覚えておくことです．

◆ 器質的疾患もさらっとおさらい（Advanced）

　アルコールによって生じる器質的疾患についても，一応復習しておきます．器質的疾患の場合は，**量が相関する**ので，1日に日本酒3合以上，ビール中瓶3本以上などでは要注意です．下記にまとめておきます．

> **重要　アルコール依存症の合併症**
>
> Wernicke脳症，アルコール性肝障害，アルコール性心筋症，膵炎，巨赤芽球性貧血，慢性硬膜下血腫，末梢神経障害，refeeding症候群，低血糖，脚気

　この中でWernicke脳症は意外と見逃されがちです．慢性的なアルコール摂取により栄養不足が生じます．特に，ビタミンB_1はアルコールの代謝でも使われるため枯渇しやすく，「ちょっと食べてないくらいなら大丈夫っしょ！」と正常人のときと同じように考えると痛い目にあいます．

　"意識障害"で救急搬送された患者さんは低血糖発作から考える，という救急の常識がありますが，もし低血糖をみつけたときには，ビタミンB_1の投与も必ず忘れないようにしてください．

> **重要　Wernicke脳症の三大症状**
>
> ①意識障害
> ②眼球運動障害
> ③小脳症状
> ※不可逆的になるとKorsakoff症候群（作話，記銘障害）に進展する

疾患のまとめ アルコール依存症

症状（依存）	嫉妬妄想 反社会的行動（暴言・暴力など）
症状（離脱）	交感神経症状 離脱せん妄（小動物幻視など） けいれん発作
スクリーニング	CAGE スコア
治療（依存）	①断酒 ②抗酒薬（ジスルフィラム，シアナミド，アカンプロサート） ③集団精神療法（自助グループ），個人カウンセリング
治療（離脱）	①ビタミン B_1 を含む輸液 ②抗精神病薬 ③ベンゾジアゼピン系（ジアゼパム，ロラゼパム）
合併症	Wernicke 脳症 / Korsakoff 症候群，アルコール性肝障害 アルコール性心筋症，膵炎，巨赤芽球性貧血，慢性硬膜下血腫 末梢神経障害，refeeding 症候群，低血糖，脚気
備考	身体依存・精神依存をきたす 同量なら女性の方が依存になりやすい

解いてみた
アルコール依存症

103H13

アルコール依存症のスクリーニングの質問として有効でないのはどれか.
a 「朝一番に飲酒をすることがありますか」
b 「アルコール度数の高いお酒が好きですか」
c 「飲酒に対して罪悪感を持ったことがありますか」
d 「他人から飲酒に対して注意されたことがありますか」
e 「飲酒を控えなければならないと感じたことがありますか」

思考のプロセス

まさに CAGE スコアそのものです．Cut down が e, Annoyed が d, Guilty が c, Eye-opener が a, にそれぞれ該当します．b については趣向を聞いていますね．何度も言いますが，依存は量についてあまり重要視しません．よって **b** が正解です．

97H75

アルコール依存症の診断に最も有用なのはどれか．
a　飲酒に起因する人間関係のトラブルを繰り返す．
b　酔うと楽天的になる．
c　2日酔いで仕事を休むことがある．
d　飲酒時の事柄を思い出せない．
e　酒を飲まないと寝つけないことが多い．

思考のプロセス

　前問と同様にCAGEスコアで考えたいところですが，そういう主旨の問題ではないようです．こういうときは原点に立ち戻りましょう．依存症も大きい括りでいえば，精神科疾患なわけですよね．……ということは？　そう，**日常生活に支障をきたしているか**という視点が欠かせないのです．お酒が好きで好きでたまらない人にとってはCAGEスコアが当てはまってしまう人もいるかもしれません．しかし，それだけでアルコール依存症とはならないところが，やはり精神科疾患の肝なのです．ということで **a** が正解．

　他の選択肢も一応みていきましょう．b〜eはたしかにアルコール依存症を疑うきっかけにはなりうるのかもしれませんが，健常人でも全然ありうることですよね．迷った人は初心に戻るいいきっかけになったかと思います（笑）．

107H30

52歳の男性．大量飲酒を主訴に妻に伴われて来院した．23歳から飲酒を始め，10年前からは日本酒1升を毎日飲酒していた．この半年間は朝から飲酒し，食事量が減少し，仕事も休みがちになった．健康診断で肝機能障害を指摘されている．意識は清明で，静穏である．このままではいけないと説明したが，本人は「酒を飲まないと眠れない．酒はやめようと思えばやめられる」と述べている．

対応として適切なのはどれか．

a 節酒を勧める．
b 抗酒薬を妻に渡す．
c 抗精神病薬を処方する．
d 閉鎖病棟に入院させる．
e 自助グループへの参加を勧める．

思考のプロセス

「**仕事も休みがち**」からは精神科疾患をまず考えます．飲酒の病歴が目立ちますね．アルコール依存症を疑うのはそう難しくないでしょう．「**やめようと思えばやめられる**」という発言からはうっとうしいと思っている感情が読み取れます．また，朝酒のエピソードもあり，「Annoyed」と「Eye-opener」の2項目が当てはまりそうです．そして，日常生活に支障をきたしていることからは治療介入が必要と判断されますね．

1つずつみていきましょう．aは国試でよくあるひっかけです．**節酒**（量を減らす）**ではなく**，**断酒**（やめる）です．この方は飲酒量も多く，器質的障害（アルコール性肝障害）も合併しているようです．器質的障害は節酒で改善することもあるのですが，依存に関してはきっぱりやめるということが必須です．bの抗酒薬も不適切．そもそも妻に渡す時点でアウトなのですが（笑），抗酒薬は本人の決意を補助するためという立ち位置のはず．本人にやめる気持ちがない時点ではあまり効果が期待できません．cは離脱時に使う薬ですね．dは論外．ちなみにですが，入院適応となるのは，①離脱症状が出現する可能性が高い，②身体が衰弱している，③教育目的，の3つの理由が多いです．**e**が正解ですね．

106A19

長期にわたる大量飲酒の結果としてアルコール依存症となった患者が，飲酒中止後の数時間から数日以内に発症する可能性が高いのはどれか．**2つ選べ**．
a　意識障害
b　過眠
c　けいれん
d　作話
e　徐脈

思考のプロセス

　言い換えると，「アルコール依存症の離脱症状はなんですか？」ということですね．アルコール依存症の離脱症状といえば，①交感神経症状，②離脱せん妄（小動物幻視など），③けいれん発作の3つでした．せん妄は意識障害でもあるので，**a**と**c**が正解になります．

　他の選択肢もみてみましょう．bは逆ですね．交感神経症状のため，不眠を起こすことはありえます．dの作話といえば，Korsakoff症候群が1対1対応でしたね．こちらはアルコールによる器質的障害であり，依存症とは別のものであると認識することが大切です．eも逆ですね．交感神経症状のため，頻脈になるはずです．

112A63

57歳の男性．食欲不振と肝機能障害のために入院中である．20歳台から連日日本酒3合を飲んでいたが，仕事に支障をきたすことはなかった．3年前から飲酒量がさらに増加し，毎日5合以上飲むようになった．1週間前から全身倦怠感を自覚し，仕事を休み始めた．それでも飲酒を続けていたが，3日前に著しい食欲不振で食事を摂れなくなったため外来受診し，血液検査で肝機能障害が認められて入院することになった．入院時から夜間不眠があり，入院2日目から落ち着きなく歩き回り，夜間には「動物が壁を這っている」と訴えて不穏になった．このとき手指の粗大な振戦および著明な発汗がみられ，自分が入院していることがわからない様子であった．入院時の頭部CTで異常を認めなかった．

まず投与すべき薬剤として適切なのはどれか．**2つ選べ**．

a 抗酒薬
b ジアゼパム
c ビタミンB群
d イミプラミン
e レボドパ〈L-dopa〉

思考のプロセス

エピソードからアルコールのことが続いており，アルコール関連疾患を疑うのは難しくないでしょう．現在問題となっているのは入院後の症状です．「**夜間不眠**」「**落ち着きなく歩き回り（不穏）**」「**手指の粗大な振戦および著明な発汗**」は交感神経症状であり，「**動物が壁を這っている**」「**自分が入院していることがわからない様子**」は離脱せん妄（前者は小動物幻視）です．よって，アルコール依存症を背景とした離脱症状であることがわかりますね．それの対応を聞かれているわけですから，**b** と **c** が正解です．

他の選択肢について．a は離脱時の治療ではなく，依存の治療に用いることがあるものです．d は三環系抗うつ薬ですね．抗コリン作用によりさらなる悪化を起こしてしまうでしょう．禁忌に近いです．e も間違い．使うとすれば抗ドパミン薬である抗精神病薬です．

106D15

アルコール依存症と関係があるのはどれか．**2つ選べ．**
a　Leigh 脳症
b　Wernicke 脳症
c　Korsakoff 症候群
d　Kartagener 症候群
e　Lambert-Eaton 症候群

思考のプロセス

　まず問題文をよく読みましょう．「アルコール依存症と関係がある」といっています．アルコール依存症で起きるものを問われているわけではありませんね．言い換えると，「アルコールで起こる器質的障害はなんですか？」という問題のようです．

　正解は **b** と **c** ですね．a はミトコンドリア脳筋症の 1 つであり，小児神経領域で有名な疾患です．d は線毛機能不全症であり，慢性副鼻腔炎，気管支拡張症，内臓逆位の 3 つが代表的な症状です．e は，主に肺小細胞癌に合併する傍腫瘍性症候群であり，神経筋接合部に異常をきたす疾患です．一瞬英語ばかりでビビりますが，蓋を開けてみればなんてことのない問題ですね．

10 薬物依存
身体依存を起こすものを中心に学ぶ

国試の傾向と対策

アルコール依存症のところでも触れましたが，依存症においては**身体依存の有無**が重要になります．ここで扱うものには**すべて精神依存がありますが**，身体依存の有無を1つの基準としてカテゴリー化していきましょう．

やや暗記に偏りがちになるので，嫌になる気持ちもわかりますが，**大麻（マリファナ）や覚醒剤は麻薬とは違う**，ということを知らずに医師をやるのはちょっと……．医療者たる者，意識せずともそれらの薬物に囲まれるわけですから，しっかり学んでおきたいところです．知らなかった……じゃすまないですよ！

◆ 「耐性」を知ろう！

国試において，「**多数の注射痕**」が薬物依存を疑うキーワードになります．やや細かいですが，"薬物乱用"とはちょっとニュアンスが違います．"乱用"とは目的から外れて使用した場合を指す言葉になります．なので，疼痛コントロールのために麻薬をたくさん使うことは乱用とはいいません．逆に，未成年のたばこやアルコールは，1回だけであろうと"乱用"に分類されます．

Amasawa's Advice
多数の注射痕 → 薬物依存をまず疑う！

さて，"依存症"を考えるうえで，実はもう1つ外せない要素があります．それは**耐性**です．簡単にいえば，**だんだん効かなくなる**ってことです．そのため，**同じ効果を出すために必要になる量がどんどん増えていく**，という現

象が起きるのです．

◆ 身体依存をきたすもの

先に学んだアルコールに加えて，**鎮痛薬**，**睡眠薬**，**抗不安薬**など日常臨床でよく使うものが該当します．薬剤によっても異なりますが，大まかな強さとしては，鎮痛薬＞アルコール＞睡眠薬・抗不安薬を目安にしておくといいでしょう．

> **重要　身体依存をきたすもの**
>
> ①鎮痛薬（オピオイド）
> ②アルコール
> ③睡眠薬・抗不安薬（ベンゾジアゼピン系）

◆ 鎮痛薬

鎮痛薬の中でも**オピオイド**と呼ばれるものが該当します．強オピオイドの**モルヒネ**，弱オピオイドの**コデイン**や**トラマドール**が代表的です．特にモルヒネは依存・耐性どちらも非常に強いため，使用するとなかなかやめられなくなってしまう，ということが問題になります．

> **重要　モルヒネの副作用**
>
> ①呼吸抑制
> ②消化器症状（便秘，悪心・嘔吐）
> ③縮瞳（pinpoint-pupil）

ちなみにケシの実から生産されるものが**アヘン**，アヘンを精製したものが**モルヒネ**，さらにそこから抽出したものが**ヘロイン**になります．ヘロインは"最強のドラッグ"と称されており，一度手を染めたらまず帰って来れませ

ん．もちろん，医療現場で使うこともありません．

◆ アルコール

アルコールは身近であるので軽視されがちですが，身体依存，精神依存，耐性**すべて**を持っています．適度な量であれば健康にもいいと言われていますが，度を過ぎている場合は薬物を使用しているのと同じようなものです．これについては，前章で既に学習済みですね．

◆ 睡眠薬・抗不安薬

主に**ベンゾジアゼピン系**のことで，催眠作用が強いものを睡眠薬，抗不安作用が強いものを抗不安薬と呼び分けています．ちなみに，担癌患者さんの場合だと，末期でモルヒネを使ったり，対症療法として睡眠薬・抗不安薬を使ったりすることも多く，依存形成に非常に密接であることがわかります．

ちなみに，**バルビツール酸**も依存形成があります．現在ではその強い副作用，依存，耐性などのデメリットが大きいことから，睡眠薬として用いられることはありません．

◆ 大コカイン

ここからは，精神依存のみの代表的な薬物を扱っていきます．「**大コカイン**」が覚え方であり，**大麻（マリファナ）・コカイン**が該当します．主に精神面に作用し，高揚感を与えます（ただし，個人差が大きく，抑制に働くことも）．このグループの薬物の特徴は**耐性がない**ということ！　重要なポイントなので，必ず覚えておいてください．

>
> **Amasawa's Advice**
> 耐性がない → 大麻（マリファナ）・コカインの2つ！

ちなみに両者の違いは依存の強さであり，大麻（マリファナ）は弱く，コカインは非常に強いといわれています．コカインはドラマや映画でみるような，

鼻から吸い込む sniffing で摂取をします（静注パターンもあり）．

> **〜マリファナは安全なのか〜**
>
> アメリカやヨーロッパなどのいくつかの国では，**マリファナが合法化**されています．これらの国では医療現場でも，抗癌剤に対する制吐作用を期待して使われることがあります．弱い精神依存しかないので，**たばこやアルコールよりもよっぽど健全だ**，という意見も少なくありません．そのため，日本でたばこやアルコールがいいのにマリファナがダメなのはお金（税収）の問題なんだろう，と非難する声もあるようです．ちなみに，**タバコに含まれるニコチンにも弱い身体依存**，**精神依存**，**耐性**があります．

◆ 覚醒剤（アンフェタミン）

「ヒロポン」「アイス」「シャブ」「クリスタル」「スピード」などのたくさんの異名をもち，最も危険なドラッグの1つとして知られています．

使用すると，長くて半日くらい覚醒状態が続き，強烈な快感や高揚をもたらします．ただし，効果が切れると，その反動による激しい抑うつや疲労感に襲われるようです．また，身体依存こそありませんが，**非常に強い精神依存と耐性**をもっています．そのため，一度手を染めれば廃人化してしまうドラッグといわれています．

> **重要　依存性が強いもの**
>
> ①**麻薬（モルヒネ）**
> ②**コカイン**
> ③**覚醒剤**

覚醒剤は，**統合失調症と類似**した症状を呈することも多いということを覚えておきましょう．なので，治療も**抗精神病薬**です．

それから，**フラッシュバック**を伴うのが特徴とされています．たとえやめることができたとしても，感情が不安定になるなどをトリガーとし，類似し

た症状が突然出現してしまうのです．さらに，**逆耐性**といい，使えば使うほど少ない量で効果が出るようになる，という変わった特徴も有しています．もう，完全にアカンですね……．なので，覚醒剤は別格クラスといわれるのも納得でしょう．

俺（私）は関係ないし大丈夫，と思ったあなた！……君こそ危ない！！……と注意喚起しようかと思いましたが，ここまで学んだ皆さんなら，手を染めたくなることはないでしょう（笑）．

◆ 有機溶剤（シンナー）

弱い精神依存と耐性を持っており，ボンドやガソリンに含まれます．シンナーの70％近くはトルエンであり，**尿中馬尿酸が上昇**することはおさえておくべきところです．

最後に，法律について．ここは出題されやすいですし，医師になってからも必要な知識なので，軽くまとめておきたいと思います．

Amasawa's Advice

大麻　　　→ 大麻取締法（※麻薬法ではない）
覚醒剤　 → 覚せい剤取締法
有機溶剤 → 毒物劇物取締法
※ 麻薬の届出は義務だが，覚醒剤の届出は義務なし

～その他の危険ドラッグ～

幻覚剤（LSD，マジックマッシュルーム）は，微量でもかなり強い効果をもち，激しい交感神経症状をきたしたあとに**多幸感 or 恐怖**，**幻覚**（特に幻視），妄想をきたします．宇宙全体と同一化したような感覚を持つ……という表現もあるようですね．他にパニック反応やフラッシュバックもみられ，危険度はかなり高いといえます．

MDMA（エクスタシー）は，精神の解放感を与え，**スキンシップを高めたくなる**作用があるといわれています．耐性はほぼないといわれていますが，作用は非

常に強く，巷の怪しいパーティーなんかで使用されていると噂されています．別名，ラブドラッグ，パーティードラッグと呼ばれます．
　脱法ハーブは，ニュースでもたびたび取り上げられているもので，大麻や覚醒剤に類似する構造を残しながら，**微妙に化学式を変えることで法的拘束を逃れているもの**になります．元は研究用に作られたものであり，その安全性や副作用については不明な点が多すぎるものになります．

◆ 薬物依存まとめてみた

	身体依存	精神依存	耐性
麻薬（モルヒネ）	＋＋＋	＋＋＋	＋＋＋
アルコール	＋＋	＋＋	＋＋
睡眠薬 抗不安薬	＋	＋	＋
大麻（マリファナ）		＋	
コカイン		＋＋＋	
覚醒剤（アンフェタミン）		＋＋＋	＋＋
有機溶剤（シンナー）		＋	＋

〜薬物依存の覚え方〜

　正統に覚えるだけでなく，邪道に覚えておくことも，引き出しが増えてよいので推奨します．もちろん，覚えるのが苦手という人にもオススメ．
　まず，要である身体依存を生じる薬物については，**2番目に「ル」がくるもの**，として覚えておきましょう．モルヒネ，アルコール，バルビツール酸……．万能ではないですが，覚えておく価値はあります．
　逆に，身体依存を生じないものを覚えるのもあります．それが「**マリコ核心なし**」です．**マリ**ファナ，**コ**カイン，**覚**醒剤，**シン**ナーの頭文字をとって作成しています．あと○○**剤**とつくもの（覚醒剤，有機溶剤，幻覚剤）も身体依存がない，と覚えるのも有用かと思います．自分にしっくりくるもので覚えておくといいでしょう．

疾患のまとめ 薬物依存

鎮痛薬

薬物	（強）**モルヒネ** （弱）**コデイン，トラマール**
特徴	身体依存（＋＋＋），精神依存（＋＋＋），耐性（＋＋＋）
副作用	**呼吸抑制，便秘，悪心・嘔吐，縮瞳**
離脱症状	自律神経の嵐
拮抗薬	ナロキソン
備考	**アヘン，ヘロイン**もここに該当する

睡眠薬・抗不安薬

薬物	**ベンゾジアゼピン系**
特徴	身体依存（＋），精神依存（＋），耐性（＋）
離脱症状	交感神経症状
拮抗薬	フルマゼニル
備考	**バルビツール酸**もここに該当する

大コカイン

薬物	大麻（マリファナ），コカイン
特徴	身体依存（−），精神依存（＋〜＋＋＋），耐性（−）
作用	多幸感，酩酊，高揚感
副作用	幻覚

覚醒剤

薬物	アンフェタミン，メタンフェタミン
特徴	身体依存（−），精神依存（＋＋＋），逆耐性（＋＋）
作用	強烈な快感，高揚感
副作用	統合失調症に類似 フラッシュバック イライラ，易刺激性，疲労感，抑うつ
治療	抗精神病薬

有機溶剤

薬物	シンナー
特徴	身体依存（−），精神依存（＋），耐性（＋）
副作用	酩酊，幻視，視力障害
検査	尿中馬尿酸上昇

解いてみた
薬物依存

106I27
身体依存，精神依存および耐性形成のすべてをきたすのはどれか．**2つ選べ．**
a 大麻
b コカイン
c モルヒネ
d アルコール
e アンフェタミン類

思考のプロセス

　難しく考えずに，「身体依存があるものはどれか？」と考えるとわかりやすいと思います．本文で覚えたように，①鎮痛薬（オピオイド），②アルコール，③睡眠薬・抗不安薬（ベンゾジアゼピン系）の3つを考えればOK．ということで**c**と**d**が正解になります．

　他の選択肢もみていきましょう．大麻はマリファナのことであり，弱い精神依存のみでしたね．bも強い精神依存のみです．eは覚醒剤のことであり，強い精神依存と耐性（ときに逆耐性）がみられます．

　どの薬物がどれだっけ？　となりがちですが，とりあえず，**身体依存があるもの3つ，耐性がないもの2つ，依存性が強いもの3つをそれぞれおさえておいてくれればいい**と思います．

102I38
依存性がないのはどれか.
- a　睡眠薬
- b　鎮痛薬
- c　精神刺激薬
- d　抗精神病薬
- e　ベンゾジアゼピン系抗不安薬

思考のプロセス

　1つずつ検討していきましょう．aとeはいいですね．ベンゾジアゼピン系では，弱いながらも身体依存，精神依存，耐性すべてあります．裏を返せば，**安易な睡眠薬の処方はNG**ということがわかると思います．bもNSAIDsなどはありませんが，モルヒネやトラマールなどのオピオイド系は身体依存，精神依存，耐性すべてあるため，該当するといえるでしょう．cはちょっと難しかったかもしれませんが，覚醒剤のことを指します．強い精神依存がありましたね．**d**の抗精神病薬が，依存性のないものとして正解．

103A12

睡眠薬依存の離脱症状として出現するのはどれか．**2つ選べ．**
a 過食
b 不安
c 強迫
d 誇大妄想
e けいれん発作

思考のプロセス

　睡眠薬（主にベンゾジアゼピン系）は，弱いですが身体依存，精神依存，耐性すべてが生じます．身体依存があるということは，離脱症状を起こすということです．アルコール依存症の離脱症状を思い出していただければわかると思いますが，交感神経症状やけいれん発作を生じる可能性があります．よって**b**と**e**が正解．この問題から，**安易な睡眠薬はダメだよ！**というメッセージが伝わってきます．

　その他の選択肢について．aは神経性大食症（BN），cは強迫性障害，dは双極性障害に特徴的なキーワードでしたね．**ある疾患に特徴的なキーワードは他の精神疾患ではみられにくい**（だからこそ，キーワードなんですけども）という，国試ならではのテクニックも知っておくといいでしょう．

107A20 難問[†]

精神作用物質と離脱症状の組合せで正しいのはどれか．**3つ選べ．**
a　アヘン － 縮瞳
b　アルコール － 発汗
c　抗不安薬 － 不眠
d　ニコチン － 食欲低下
e　メタンフェタミン － 疲労感

思考のプロセス

　aについて．アヘンはモルヒネの前駆物質ですね．モルヒネでは**自律神経の嵐**と呼ばれるほど，激しい離脱症状が起こることで有名です．交感神経症状に傾くはずなので，眼は散瞳するはず．よってaは間違い．

　bについて．アルコールも身体依存がありましたね．交感神経症状による発汗は合致します．他に離脱せん妄やけいれん発作にも注意しましょう．

　cについて．抗不安薬といえばベンゾジアゼピン系であり，やはり身体依存がありました．交感神経症状により不眠をきたすのは納得でしょう．

　dについて．ニコチンはタバコに含まれるものですね．非喫煙者にはちょっと難しいかもしれませんが，一般的にタバコを吸うと味覚が悪くなり，食欲が落ちて痩せるといわれています．**タバコをやめると味覚が改善し，食欲が出て太る**といわれています．よってdは間違い．初見ではちょっと難しかったかもしれないので，パスしてもかまいません．

　eについて．**メタンフェタミンもアンフェタミン同様に覚醒剤のこと**です．身体依存はありませんが，強力な精神依存があり，疲労感などの精神症状を呈することは想像できるでしょう．よって**b，c，e**が正解です．ちょっと難しかったかもしれませんね．

102I78

28歳の女性．B型肝炎の治療のために内科に入院した．入院当日に大声を出して興奮状態となったため精神科に転科となった．「盗聴され，監視されている」，「殺される」とおびえながら話す．以前，覚醒剤の乱用で同様の状態が発生したことがあるが，ここ2年間は覚醒剤を使用していなかった．今回の入院を契機に急激にこのような状態となった．意識は清明．
最も考えられるのはどれか．

a　覚醒剤の急性中毒状態
b　覚醒剤の身体依存状態
c　覚醒剤依存症の離脱症状
d　覚醒剤使用中止の反跳現象
e　覚醒剤精神病のフラッシュバック

思考のプロセス

「**盗聴され，監視されている**」というのは，統合失調症の注察妄想だと考えられます．しかし，よくよくみると覚醒剤乱用の既往があります．覚醒剤といえば統合失調症に類似した症状を呈することがあるんでしたね．逆にいうと，**覚醒剤の既往をうまく聴取できなければ，統合失調症と誤診してしまう可能性**がありうるということです．

さて，選択肢について．a，c，dはないでしょう．本文中に「2年間使用していなかった」とあるので，中毒になったり離脱が生じているわけではありません．bは最も選んではいけない選択肢です．覚醒剤に身体依存はないのです．よって**e**が正解．

この問題をみていただければわかりますが，2年間使用していなくても，精神状態が不安定になることで，フラッシュバックするわけです．怖い怖い……．

101G59

27歳の女性．「訳の分からないことを言う」と父親に連れられて来院した．左前腕に数多くの注射痕が認められる．半年前から，同棲相手が歓楽街で買って使っていた薬を自分も使うようになった．薬は自分で静脈に注射していたと言う．当初は気分が高揚し，疲労感がなくなり，頭の回転が良くなるなど，快感を体験できていた．しかし，1か月前からは「殺してやる」という幻聴が現れ，いつもやくざにつけねらわれているという妄想にとりつかれている．正しいのはどれか．**2つ選べ**．

a 薬物を中断するとせん妄が起きる．
b フラッシュバックは起きない．
c 抗精神病薬が有効である．
d 精神依存は生じない．
e 感染症を検査する．

思考のプロセス

「**やくざにつけねらわれているという妄想**」は注察妄想であり，「**幻聴**」があることからも統合失調症が考えられますね．年齢も合致します．

しかし，「**数多くの注射痕**」からは薬物依存が疑われます．統合失調症に類似した薬物といえば……もう大丈夫ですね．覚醒剤です．ここまでくれば，あとは覚醒剤についての知識を答えればOK．

選択肢を1つずつみていきましょう．aは違いますね．覚醒剤には身体依存はありませんでした．bも違いますね．覚醒剤の特徴としてフラッシュバックは有名です．cが正解．統合失調症に類似することもあり，抗精神病薬が使われます．dは間違い．強い精神依存を起こすのでした．eは自己注射していることから，必ずチェックしましょう．前問でも「B型肝炎の治療のために……」とありますね．ある意味，針刺し事故と同じ状況なので，HBV，HCV，HIVなどの検査が必要になります．よって，正解は **c** と **e** です．

11 せん妄

院内で発症する意識障害

> **国試の傾向と対策**
>
> **せん妄＝意識障害である**ということは，まず頭に叩き込んでください．臨床に出れば**必ず遭遇する**疾患なので，国試だけと思わず，きちんと対応できるようにしておきましょう．

◆ せん妄は医師が作り出す!?

　とりあえず，「**高齢者が入院中（特に夜間）に奇妙な行動をとっている**」という典型的なイメージをインプットしてください．普段は穏やかな人が，入院して，夜になると突然大声を上げたり暴れたりと豹変することがあり，初めてみるとびっくりするかもしれません（^^;）.

　せん妄は**急性の意識障害**（**変動しやすい**）なので，当然本人に記憶は残りません．ときに，幻視などの**幻覚**がみられることもあります．

　せん妄を語るうえで，**原因がなにか**というのはとても大切なポイントです．特に高齢者では，環境が変わるというだけでも発症するので，"入院"だけ

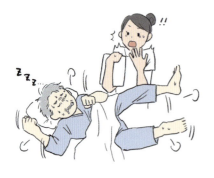 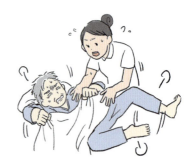

でも大きなリスクとなるのですが，他の要因を除外することがとても大切なのです．

> **Amasawa's Advice**
> 高齢者＋入院 → せん妄発症のリスクが高い！

国試レベルを超えるかもしれませんが，以下3つをまずは挙げられるようにしておきましょう．

> **重要　おさえておくべきせん妄のリスク**
> ①感染症
> ②代謝・内分泌疾患（低血糖や電解質異常など）
> ③医原性（手術，薬剤など）

医原性の中でも薬剤は特に重要であり，具体的にはベンゾジアゼピン系，ステロイド，オピオイド，三環系抗うつ薬，抗ヒスタミン薬の5つがまず挙げられます．特に前者3つは暗記 must です．

◆ せん妄への対策

興奮状態になることで，点滴や胃管を自己抜去するなどの危険行為やスタッフや他の患者さんへの暴力がみられることもあります．そのときには**抗精神病薬**を使いましょう．抗精神病薬といえば統合失調症の薬でしたが，ドパミンを下げる≒陽性症状をおさえられる≒衝動性をおさえるということなので，せん妄にも有効なのです．研修医になったときに知らないと恥ずかしい思いをするので，ここは確実に覚えておきましょう．

それから，**原因の除去**もとても大切です．これは同時に予防にもつながります．他の予防策としては，

・早期離床
・部屋の明暗をしっかり調整する
・日中家族と面会する
・日時を明確にする（部屋に時計やカレンダーを置くなど）
・モニターのアラーム設定を最小限にする

など**眠れる環境を整える**ための工夫が必要になります．

> **重要　せん妄の治療**
>
> ① **抗精神病薬**
> ② **原因除去**
> ③ **眠れる環境づくり**

◆ 低活動型せん妄とは？（Advanced）

　さて，上記のようなのが典型的なせん妄であり，国試でも出題されるものです．これを**過活動型せん妄**といいます．症状も派手なので，現場で見逃されることはほとんどありません．

　しかし，かなりの確率で見逃されているのが，**低活動型せん妄**という，もう1つのパターンのせん妄です．こちらは，**なんとなく元気がない**（活動性の低下），**睡眠障害**などやや非特異的な症状としてみられるため，見逃されるだけでなく，うつ病やAlzheimer病の初期なんかと誤診されがちなものです．

　難しいけど，よくあるシチュエーションを1つ挙げます．緩和ケア中の担癌患者さんから，「もう死んでしまいたい」という訴えがあったら，皆さんはどう考えるでしょうか？

　1番最悪なのは，「癌だから抑うつだ！」と決めつけ，抗うつ薬で対症してしまうこと．低活動型せん妄であった場合，ますます悪化してしまう可能

性があります．末期の担癌患者さんでは，オピオイドや睡眠薬を併用していることも多く，せん妄の事前確率はかなり高いということを忘れてはいけません．

　国試では，「せん妄＝暴れる」で覚えてしまってもいいのですが，臨床では思わぬ pitfall として，これにハマってしまうのです．ぜひ，将来の患者さんのために覚えておいて欲しいと思います．知らないことは決して診断できません．

Amasawa's Advice

過活動型 → REM 睡眠行動障害と鑑別しよう！
低活動型 → うつ病，Alzheimer 病（初期）と鑑別しよう！

〜ベンゾジアゼピン系 vs せん妄〜

　第8章で「眠れない → とりあえず睡眠薬」はダメといいましたが，睡眠薬であるベンゾジアゼピン系を使うことによって，**眠れていない原因がせん妄であった場合に余計に悪化させてしまうことがある**，というのが1つの大きな理由です．睡眠薬を使う前にきちんと原因検索をすることが，デキレジへの最初の一歩です．
　また，しばしば現場で問題となるのが，アルコール依存症の患者さんの対応について．アルコール依存症に対する離脱予防にはベンゾジアゼピン系が有用と言いましたね．しかし，**アルコールはせん妄のリスク因子でもある**のです．なので，アルコール依存症の患者さんで，せん妄のような症状が起きたときに，離脱によるものなのか，単なるせん妄なのかという見極めをするのはとても難しいことなのです．後者であればベンゾジアゼピン系によって悪化してしまいますよね．また，それらはオーバーラップすることも少なくなく，その判断はなかなかクリアカットにはいかないことも多いです．
　とはいえ，ここまで学んできたことで，これらの**知識が有機的につながってきた**ことかと思います．なにが現場で問題になるのか？という，なかなか教科書に書いてくれていないことが皆さんの中で1つまとまりました．これは，研修医になってからも皆さんの中に生きた知識となって働いてくれることと思います．ただ単なる暗記では苦しいでしょうから，こういうことを私（天沢）ができるだけお手伝いできればな，と思っております．

疾患のまとめ せん妄

好発	入院中の高齢者（夜）
原因	手術，感染症，加齢，脳血管障害，認知症，内分泌疾患，低血糖，電解質異常，低酸素血症，脱水，悪性腫瘍，肝不全，腎不全，疼痛，不安，不眠，視力障害，聴力障害，アルコール，薬剤（ベンゾジアゼピン系，ステロイド，オピオイド，抗うつ薬，抗ヒスタミン薬など），環境変化
症状（過活動型）	意識障害，幻覚（特に幻視），精神運動興奮
症状（低活動型）	活動性低下，睡眠障害
治療	①抗精神病薬，②原因除去，③環境調整
備考	本人は記憶していない（健忘）

解いてみた
せん妄

101F7 改変

せん妄について正しいのはどれか．**2つ選べ**．
a　幻視が出現する．
b　短時間で変動する意識障害を認める．
c　追想が可能である．
d　見当識は保たれる．
e　常同姿勢を呈する．

思考のプロセス

　せん妄の一般問題です．1つずつみていきましょう．aはいいですね．せん妄は幻覚（特に幻視）を起こす代表的なものの1つです．bもまさにという感じです．ここで同時にdが否定されます．cは違いますね．翌日になって患者さんに尋ねても覚えていません．ここが，REM睡眠行動障害との大きな違いでした．eはカタレプシーのことで，統合失調症の合併症でしたね．よって，正解は **a** と **b** になります．

111E13

せん妄のリスクファクターでないのはどれか.
a 肺炎
b 喫煙
c 低ナトリウム血症
d 尿道カテーテル留置
e ベンゾジアゼピン系睡眠導入薬

思考のプロセス

　せん妄のリスクファクター（原因）はとても大切なところです．aはいいですね．感染症は原因となります．bはさすがに……．日本人の喫煙率は15〜20％程度といわれていますが，リスクになっていればもっと有名になっていることでしょう．cはいいですね．電解質異常はリスクです．dもなります．医原性の原因として重要です．尿道カテーテルは**尿路感染症のリスクにもなる**ので，できるだけ留置しないに越したことはありません．eは代表的なせん妄のリスクですね．「眠れないならとりあえず睡眠薬！」は絶対NGとわかると思います．ということで，正解は**b**.

104A59 改変　難問†

73歳の男性．肺炎でICUに入院した．身体的な経過は良好であったが，入院5日目から，夜になると点滴を外して暴れようとする．看護師がベッドに戻そうとすると，「ここはどこか」，「なぜ妻はいないのか」と興奮することもあった．日中は入院治療を受けていることをよく理解しており，夜間のことを覚えていない．

精神症状への対応として適切なのはどれか．

a　一般病棟に移す．
b　家族の面会を制限する．
c　夜間，病室を真っ暗にする
d　夜間，予防的に身体を拘束する．
e　興奮を自制させる．

思考のプロセス

「ここはどこか」などから意識障害がみられていることがわかります．高齢者の入院（しかもICU！），夜間に増悪，翌日に追想できていない，感染症がベースにある，など典型的な過活動型せん妄のエピソードであるとわかります．

1つずつみていきましょう．aは少し難しいですね．いったん保留で．bは違いますね．家族と面会することにより安心感を得られるはず．これは，眠れる環境を整えることにつながります．cはかなり迷った人もいると思いますが，NGです．「何も見えない」というのはせん妄の悪化につながります．ほどよい暗さが眠る環境としては◎です．dは禁忌．国試のテクニックとて，**拘束や隔離は正解にならない**ということも覚えておきましょう．eも違いますね．REM睡眠障害障害とは異なり，意識障害なので自制は効きません．必要に応じて抗精神病薬で対応をします．

よって保留にしていた **a** が正解．実際，ICUはアラーム音や人の出入りが多くなるため，眠る環境としては適しません．厳重な管理が必要な故，やむをえず入ることになったとしても，一刻も早く一般病棟に出したい理由の1つとして，これが挙げられます．

101B78

見当識の評価に適切な質問はどれか．**2つ選べ．**
a 「100から7を引くといくつですか」
b 「今日は何年何月何日ですか」
c 「今いるところはどこですか」
d 「誕生日はいつですか」
e 「住所はどちらですか」

思考のプロセス

　最後にオマケ．見当識障害はJCS I-2に該当するものですが，簡単にいえば「現在のwhen? where? who?」を答えられるかどうか，ということです．よって正解は**b**と**c**になります．

　ちなみに，aは認知症の検査である長谷川式簡易知的機能評価スケール（HDS-R）の質問の1つとして有名なものです．

12 コミュニケーション障害
小児の精神疾患①

国試の傾向と対策

　小児の精神疾患における最大のポイントは，ほとんどの疾患が**男児に好発する**ということです．それから，**小児の精神科疾患同士は合併しやすい**ということです．

　本章と次章の2つに分けて学んでいきたいと思います．まずは，近年だと「**自閉症スペクトラム障害（ASD）**」と一括りにされているAsperger症候群と自閉症の2つについてです．

◆ Asperger症候群の本質はコミュニケーション障害

　Asperger症候群を一言で表すならば，"**空気が読めない人**"です．相手の立場にたって行動することが苦手なため，日常生活に支障をきたします．例えば，男友達から彼女を紹介されたときに，

「かなりブサイクだね！」

とか，平気で言っちゃうみたいな．
普通，（思っていたとしても）言わないですよね（笑）．「ん〜……性格よさそう」などいくらでも逃げ……言い方はあるでしょう．

さて，以下に具体的な症状をまとめます．

> **重要　Asperger症候群の症状**
>
> ①対人関係の障害：間合いが近い，場にそぐわない表情，行間が読めない
> ②想像力の障害　：相手の立場にたてない，空気を読めない
> ③過敏感覚　　　：細かい物音が気になる

　周囲の人たちからは「気配りが出来ない」「人付き合いが悪い」「ノリが悪い」などといわれ，チームワークが取れずに孤立していきます．それによって，二次的にうつ病や不安障害を合併することもあります．

　さて，ここまではあくまで人と接する年齢になってからのお話です．国試においては，それ以前の症状をおさえることがポイントとなります．

◆ Asperger症候群の幼児期

　幼少期には，**一人遊び，視線を合わさない，人見知りしない**，言われたことに対する**オウム返し**が特徴的です．特に，「人見知り」については，一見真逆のようなイメージを抱きやすいところなので，注意しておきましょう．**相手から嫌われているかどうかすらもわからないため，人見知りにはならない**，と記憶しておくといいと思います．

◆ Asperger症候群の学童期

　学童期では前述の**コミュニケーション障害やこだわり**（**限定した興味**）が徐々に目立ち始めます．曖昧なことが苦手であるため，話し方が回りくどくなったり，冗談が通じなかったり．はたまた，「電車の時刻表をすべて覚える」などもみられ，一風変わった子供として認識されがちです．そのため，いじめの対象となってしまうことも……．

　また，食前に特定の儀式をする，特定の通学路のみを通る，などいつも同じ行動をしなければ気が済まない**常同行動**もみられるようになります．

> **重要 Asperger症候群の症状**
>
> 幼児期：**一人遊び**，**視線を合わさない**，**人見知りしない**，**オウム返し**
> 学童期：**こだわり（興味の限定）**，**常同行動**

◆ Asperger症候群は天才肌 !?

　遺伝が関与しているだろうといわれていますが，本質的な原因についてはわかっていません．脳に微細な障害があるとか，脳の連結がうまくいっていないなどの説もありますが，どれも憶測の範囲です．

　ただし，悪いことばかりではないかもしれません．興味が偏っている一方で，1つの物事に対する集中力は並外れていることもあり，ハマれば特定の分野で大活躍することも珍しくありません．

　かの有名なアインシュタイン，エジソン，レオナルド・ダ・ヴィンチ，ベートーヴェン，ゴッホなんかもそうであったのではないか，といわれており，これを**サヴァン能力**といいます．言い換えると，コミュニケーション力を犠牲にした代わりに異なる領域を発達させた，という感じでしょうか．

　典型的であれば小児期に診断されますが，軽症であると気づかないまま大人になることもあります．なんと100人中2,3人はいるといわれているので，その割合はかなりの数だといえます．一般的には**成績がよく理系に多い**といわれているので，医学部にはそこそこいると予想されています．一方，**細かい作業や運動は苦手**なことが多いようです．

◆ 自閉症＝Asperger症候群＋言語障害（＋知的障害）

　続いて自閉症について．端的に表現すると，「Asperger症候群と違い，異なる領域が発達しなかったもの」と覚えておくとわかりやすいです．**コミュニケーション障害**に加えて，**言語障害**もみられることがポイントになり

ます.

> **Amasawa's Advice**
> 💡 コミュニケーション障害 → 自閉症, Asperger 症候群の 2 つを考える!
> ※言語障害の有無で鑑別しよう!

◆ 自閉症がみつかるのは 3 歳

程度の差はあれど, 3 歳くらいまでには何らかの症状がみられるとされています. そのため, 主に **3 歳時健診**で発達異常を指摘されますし, しっかりここでひっかけることが大切になります. ここはとても重要なポイントですので, 要チェックです!

〜 3 歳といえばタラちゃん〜

3 歳といえば, 国民的アニメ「サザエさん」のタラちゃんをイメージすると理解しやすいと思います.「タラちゃんですぅ. 3 歳ですぅ」と**名前・年齢**が言えますし, コミュニケーションもとれています. **三輪車**で遊んでいますし, お絵かきではタマ（猫）の輪郭を描いていることから**○を描く**ことができていると言えます. **オムツも取れています**よね. ちなみにタラちゃんは, **身長 95 cm**, **体重 12 kg** だと推測されます. 余談ですが, エンディングでみんながスキップしながら家に入る有名なシーンがありますが, タラちゃんだけマス夫さんに肩車されています. つまり, **スキップはできない**ということ. 3 歳はタラちゃんを思い出せ! でいかがでしょうか?

◆ 自閉症の重症度は知的障害の程度で決まる!

まず, よく誤解されているところですが, 自閉症には必ずしも知的障害を合併するわけではありません. 逆にいうと, **自閉症の重症度は知能障害の程度**で決まります.

コミュニケーション障害 ＋ 言語障害から自閉症を疑ったら, 重症度判定

のために**知能検査（いわゆるIQテスト）**を行います．ただし，発見されやすい3歳で正確なIQを測定することはできません．そのため，**正確な測定は小学生になるまで待つ**，ということがポイントです．

> **重要　知能検査（IQ）まとめ**
>
> 5～16歳未満：WISC
> 16歳以上：WAIS
> ※田中・Binet式知能検査は**2歳以上の小児**，津守・稲毛式発達検査は**赤ちゃん（親に答えてもらう）**に可能

　WISCの「C」はchildren，WAISの「A」はAdultで区別して覚えると忘れにくいと思うので，オススメです．余力がある人は，2歳以上の小児に可能な田中・Binet式知能検査と赤ちゃん（親に答えてもらう）に可能な津守・稲毛式発達検査の2つをおさえておいてください．
　ちなみにですが，高機能自閉症（知的障害なし）とAsperger症候群は同一疾患だ！　そうじゃない！　などの議論もあるのですが，国試で分ける意味はないので，ほぼ一緒と覚えておいてもらってOKです．

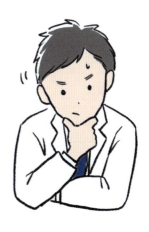

疾患のまとめ 小児の精神疾患 ①

Asperger 症候群

イメージ	空気が読めない人
好発	男児
症状	一人遊び，視線を合わさない，人見知りしない，オウム返し 親の後追いをしない，同世代の子供に関心をもたない 興味の限定，常同行動 対人関係の障害，想像力の障害，過敏感覚
合併症	抑うつ，不安障害 ADHD，チック，てんかん
治療	有効な治療法なし （※周囲のサポートが大切）
備考	学業はできても，細かい作業や運動は苦手なことが多い

自閉症

イメージ	Asperger 症候群＋言語障害（＋知的障害）
好発	男児（特に 3 歳時健診で指摘）
検査	知能検査（IQ）
治療	有効な治療方法なし （※周囲のサポートが大切）
備考	子宮収縮や乳汁分泌に関与するオキシトシンが関係しているかも

解いてみた
小児の精神疾患①

100A5

10歳の男児．小学校で他の児童とうまく遊べないことを母親が心配して来院した．乳児のころはおとなしく，3歳児健康診査で言葉の遅れは指摘されなかった．幼稚園では一人遊びが多かった．運動は苦手であるが，プロ野球が好きで選手の背番号を全て記憶している．冗談は通じずクラスで笑いものになることがある．
最も考えられるのはどれか．

a 選択緘黙
b 行為障害
c 小児自閉症
d Asperger 症候群
e 注意欠陥多動性障害〈ADHD〉

思考のプロセス

　うまく遊べないのはコミュニケーション障害を匂わせますね．一人遊び，運動は苦手，興味の限定，冗談が通じないなどがみられていることから，自閉症スペクトラム障害と考えられます．特に言語障害がないことから，Asperger 症候群ですね．よって，**d** が正解．

　c も正解なのでは？と考えた方，まさにそのとおりです．本文でもいいましたが，最近では Asperger 症候群とはいわず，自閉症と合わせて自閉症スペクトラム障害とされており，その中で言語障害や知的障害の有無などによる重症度評価を行うスタンスです．言語障害も知的障害もないものは，Asperger 症候群とはいわずに"高機能自閉症スペクトラム障害"と呼ばれたりもします．当時の国試では自閉症と Asperger 症候群を見極めさせる問題がよく出題されており，この問題もその1つでした．今後の国試では"Asperger 症候群"は出てくることはないと思いますが，過去問を解くうえでは必要となる知識 & 根本の考え方は類似するため，本書では両方のスタンスで学ぶというようにしておきたいと思います．

99E8 改変

Asperger症候群で**誤っている**のはどれか.
a　男児に多い.
b　言語発達は正常である.
c　人見知りする.
d　視線を合わさない.
e　対人関係の質的な障害がある.

思考のプロセス

　1つずつみていきましょう．aはいいですね．**子どもの精神科疾患は男児に圧倒的に多い**というのがポイントです．bはいわゆる"自閉症"との鑑別において重要でした．cは一見逆のように感じますが，人見知りはしません．よって**c**が正解．dはいいですね．視線を合わさないのも特徴です．eもいいですね．そもそも大前提として，日常生活に支障をきたすかどうか（特に対人関係）が大切でした．

110A42

3歳の男児．言葉が出ないことを主訴に両親に連れられて来院した．運動発達に問題はなかったが，言葉が出てこなかった．診察室では，視線は合わず動き回り，体を前後に揺らし，回転することが多い．積み木を見つけて遊び始めると，集中して1列に並べ始め，親の呼びかけにも振り向かない．運動発達に遅れはなく，聴覚障害の所見は認めない．
この疾患について正しいのはどれか．

a 偏食はまれである．
b 言葉の理解は良い．
c 両親の養育態度が原因である．
d 症状が出そろうのは青年期である．
e 自分の意思を伝達することに障害がある．

思考のプロセス

「積み木を見つけて遊び始めると，集中して1列に並べ始め，親の呼びかけにも振り向かない」など，強いこだわり（もしくはサヴァン能力）がみられます．「体を前後に揺らし，回転することが多い」というのは常同行動をみていると考えられ，視線を合わさない点も合致します．以上より，自閉症スペクトラム障害（言語障害もあることから，昔でいう自閉症）と考えられます．

選択肢をみていきましょう．aはこだわりにより，偏食がみられやすいだろうというのは想像に難くないと思います．bは違いますね．言語障害があれば当然言葉の理解も遅れてきます．cは国試的にはNGの選択肢！ **小児の精神科疾患では，原因を家庭環境のせいにしないようにしましょう**．dも違いますね．発見すべきなのは3歳時健診であり，3歳くらいまでには概ね症状が出そろうことが多いです．残った **e** が正解．コミュニケーション障害が本質です．

101F9

小児の自閉症で正しいのはどれか．**2つ選べ**．
a　女児に多い．
b　多動はない．
c　反響言語がある．
d　常同的行動がある．
e　3歳以降に発症する．

------------------ 思考のプロセス ------------------

　1つずつみていきましょう．aは違いますね．小児の精神科疾患は圧倒的に男児に多いのです．bの多動は，次章で学ぶ注意欠陥多動性障害（ADHD）の症状の1つです．小児の精神科疾患は他の小児の精神科疾患を合併しやすいと述べました．よって，bもありえるけど，自閉症そのものではありません．cはいいですね．いわゆる"オウム返し"のことです．dもいいですね．常同行動は差がつきやすいところなので，しっかり覚えておきましょう．eは3歳時健診で発見することが大切であり，概ね3歳までに症状が出そろうことを知っていれば選ばないでしょう．よって **c**，**d** が正解．

107I4
自閉症について**誤っている**のはどれか．
a　精神遅滞を伴う．
b　感覚過敏を伴う．
c　3歳までにほぼ症状が出そろう．
d　言葉の出現とともに意思伝達の障害は改善する．
e　日常の習慣が変更されることに強い抵抗を示す．

思考のプロセス

　1つずつみていきましょう．aの**精神遅滞とは知的障害の正式名称**です．自閉症では知的障害を伴うため，正しい．bもいいですね．**①対人関係の障害**，**②想像力の障害**，**③過敏感覚**の3つがベースにありました．cもいいですね．前問・前々問でも度々出題されているところです．dが違いますね．言語障害とコミュニケーション障害は別の問題であり，言語が表出してもコミュニケーション障害の解決になるわけではありません．言うなれば，自閉症→Asperger症候群になったようなもので，コミュニケーション障害は残るわけです．eはいいですね．「こだわり」と考えれば納得いくでしょう．よって，**d**が正解．

103A23

4歳の男児．保育所で他の児に興味を示さないことを指摘され来院した．身長 102 cm，体重 15.6 kg．乳児期には母親の後追いをせず，現在も一人で遊ぶことが多い．発語が遅く二語文は話せない．換気扇に異常な興味を持っている．
この疾患でみられるのはどれか．**2つ選べ**．
a 同じ動作を繰り返す．
b オウム返しに言う．
c 人見知りをする．
d 視線を合わせる．
e ごっこ遊びを好む．

思考のプロセス

　復習に一問．他の児に興味を示さない，母親の後追いをしない，一人遊び，興味の偏りなどがみられ，言語発達の遅れもあることから，自閉症だとわかります．aは常同行動，bは反響言語（オウム返し）なので，**a**，**b**が正解．cとdは逆ですね．

　ちなみにですが，「ごっこ遊び」とは，ままごとやお医者さんごっこのことです．基本的に，一人遊びを好む（本文にもそう書いてありますね）ため，ごっこ遊びはあまりしない傾向にあります．

107B25

言語と認知の発達の遅れが疑われる3歳の女児の検査として適切なのはどれか．

a　Rorschach テスト
b　津守・稲毛式発達検査
c　標準型失語症検査〈SLTA〉
d　Wechsler 児童用知能検査〈WISCR-Ⅲ〉
e　Mini-Mental State Examination〈MMSE〉

思考のプロセス

　自閉症の検査について問われていますね．IQ を調べる検査といえば，大人なら WAIS，子供なら WISC だから，答えは d．……と，選んだ人も多いんじゃないでしょうか．

　もう1度本文の WISC の適応年齢をみてみましょう．そう，3歳は対象外なんですね．3歳で概ね症状は出そろうので，3歳時健診でしっかり発見する．ここまでの流れはいいのですが，次に行う重症度判定が問題となります．言語発達の遅れは判定可能ですが，3歳で IQ なんて測れるわけがありません．そのため，正式な IQ については，小学生くらいになるまで待ってから行うというのが基本の流れになります．ただし，参考程度の知能検査は可能です．それが，2歳以上の小児に行う田中・Binet 式知能検査や，赤ちゃんの代わりに親に答えてもらう津守・稲毛式発達検査です．よって，**b** が正解．

13 具体的なイメージをつけよう！
小児の精神疾患②

> **国試の傾向と対策**
>
> こちらで扱うものは，注意欠陥多動性障害（ADHD），チック症，Tourette 症候群の 3 つであり，主に小学生で問題になる疾患です．出題されるところもほぼ決まっているため，おさえるべきところをおさえれば点数に直結しやすいところです．

◆ ADHD はピカピカの小学 1 年生！

　小学生といえば好奇心旺盛な時期であり，落ち着きがないのもある意味自然なことです．しかし，なかにはこの ADHD が隠れていることもあり，特に小学校低学年の男児で注意が必要です．本人のキャラクターとして見過ごされていることも稀ではない疾患ですね．おおよそ 5％の有病率といわれており，半分くらいは大人になっても続くといわれています．

◆ ADHD の症状は 3 つあるけど……

　教科書をみると，ADHD の症状は①注意欠陥，②多動性，③衝動性の 3 つであると書かれています．しかし，ただこの単語を覚えても全く意味がないので，それぞれについて具体的なイメージをつかんでいきましょう．

　①の注意欠陥を一言でいうと「ケアレスミスが多い」ということ．1 つのことに集中できない，忘れ物をしやすい，ぼーっとしている，計画的に行動できない，細かいことに気がまわらない，が例として挙げられます．注意散漫で興味が他の対象に移りやすいとも言えますね．

　②の多動性を一言でいうと「落ち着きがない」ということ．手足を絶えず

動かす，急に走り出す，そわそわする，動きまわる，が例として挙げられます．怒られているときなどの場面でも動かずにはいられないため，ときに学校の先生の神経を逆撫でしてしまう……なんてことも．

③の衝動性を一言でいうと「**我慢ができない**」ということ．相手が話し終わる前に話し出す，順番待ちができない，人の物を勝手に使う，些細なことでイライラする，が例として挙げられます．ひどくなると反社会的行動（暴力や犯罪など）がみられることも……．

①が目立つタイプ，②③が目立つタイプなど多少の違いがあったり，抑うつや不安障害を合併したりと，実際にはかなり多彩な病気なのですが，典型例についてなんとなくイメージをつかんでおけば，国試は OK だと思います．

> **重要 ADHDの症状3つ**
>
> ①**注意欠陥**：ケアレスミスが多い
> ②**多動性**：落ち着きがない
> ③**衝動性**：我慢ができない

◆ ADHD にどう対応するべきか

治療に関して最も大切なことは，**周囲の人の支え**です．薬物療法もあることはありますが，親にとって子供に精神科の薬を飲ませるというのは非常に抵抗があるものです．勝手な処方は絶対 NG であり，必ず児童精神科の先生にコンサルトをするようにしてください．

そのうえで薬物療法を学んでいきましょう．中枢神経刺激薬といわれるもので，古い**メチルフェニデート塩酸塩**（ノルアドレナリンとドパミンを増やす）と新しい**アトモキセチン**（ノルアドレナリンを増やす）という2つの薬があります．

どちらも症状の改善につながるお薬です．しかし，前者は効果こそ強いものの，依存と耐性の問題があります．そのため，最近ではより安全性の高い

後者が用いられる傾向にあります．なので，これからの国試では後者が出題される傾向になるかもしれません．

> **〜学習障害〜**
>
> 　余裕がある人は，ADHDの合併症として有名な「**学習障害**」についても覚えておくといいと思います．勘違いしやすいところですが，学習障害は知的障害ではありません．そうではなく，**ある特定の能力のみ会得できないこと**をいいます．例えば，「国語は得意だけど，数学はいくらやってもわからない」という具合ですね．

◆ チック症も小学校低学年の男児に好発する

　続いてチック症について．チックとは，突発的で不規則に起こる身体の一部の素早い動きや発声のことで，**ストレス**が原因で起こるといわれています．わかりやすくいえば「変な癖が出てしまう」ということ．癖なので，**寝ているときや遊びに夢中になっているときには起きない**，という特徴がみられます．

　治療はとにかく**放っておくこと**です．癖を注意してしまうと逆にストレスとなって増悪してしまいます．ストレス誘因を取り除くことができれば，1年以内に改善がみられるといわれています．

◆ Tourette症候群はチックの重症バージョン

　Tourette症候群は，チック症に加えて**卑猥な言葉**（**汚言**）がみられるものです．明らかに日常生活に支障をきたすようになるため，**抗精神病薬**を治療として用いることがポイント．意外に頻出です．

　チックよりも治りにくく，**10代後半**になってようやく軽快することも稀ではありません．また，ストレスが原因ではないという違いもポイントで，**遺伝**が関与しているといわれています．

◆ 忘れちゃいけない精神疾患の肝

　お疲れさまでした．そろそろ忘れかけてきていると思うので……ここら辺でもう一度大事なことを復習しておきたいと思います．

　精神疾患かどうかの見極めは，**日常生活に支障をきたしているかどうか**，にあります．例えば，DSM-5 の診断項目なんかを見てみると，「あれ？これ自分も当てはまるんじゃない……？」と思うものもあると思います．ですが，安心してください．医学を勉強した人ならだれしも一度は考えることです．いきなり近くの精神科に飛び込まないでくださいよ（笑）．

　診断にとらわれるだけでなく，**それによってどんな影響が日常に出ているのか**，という視点はとても大切なことです．これは臨床においても，とても大切な感覚になります．

　国試における小児の精神領域で pitfall になりやすいところを下記にまとめておきます．問題を解く際には十分に気をつけてください．

> **重要　小児の精神領域で気をつけたい3つ**
> ①**原因を家庭環境のせいにしない**
> ②**本人を直接注意しない**
> ③**すぐに薬を使おうとしない**

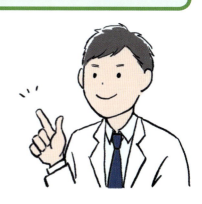

疾患のまとめ **小児の精神疾患②**

ADHD

好発	小学校低学年の男児
症状	①注意欠陥（ケアレスミスが多い） ②多動性（落ち着きがない） ③衝動性（我慢ができない）
合併症	うつ病，不安障害，学習障害 自閉症スペクトラム障害，Tourette症候群
キーワード	「集中力が続かない」「すぐ忘れてしまう」 「絶えず手足を動かす」「落ち着きがない」 「思ったままに行動する」「些細なことでイライラする」
治療	環境の整備 メチルフェニデート塩酸塩，アトモキセチン

チック症

好発	小学校低学年の男児
原因	ストレス
症状	突発的で急速な不随意運動，発声 （睡眠時・夢中になっているときには起きない）
治療	放っておく
予後	1年以内に改善することが多い
禁忌	癖を注意する

Tourette 症候群

好発	男児
原因	遺伝
症状	チック＋汚言
合併症	ADHD，強迫性障害
治療	抗精神病薬

解いてみた
小児の精神疾患②

103I23　難問†

注意欠陥多動性障害〈ADHD〉で正しいのはどれか．**2つ選べ．**
a　女性に多い．
b　知的障害は認めない．
c　10歳前後で発症する．
d　衝動的行動を認める．
e　学業成績には影響しない．

思考のプロセス

　1つずつみていきましょう．aは違いますね．小児の精神科疾患は男児に多い．もう頭に染み付いたことでしょう（笑）．bもいいですね．ADHDで知的障害は認めません．国試では，知的障害といえば自閉症を疑えるようにしましょう．cは難しいですが，小学校低学年が好発なので，もう少し低い年齢で発症すると解釈しておきましょう．dはいいですね．ADHDでは，①注意欠陥，②多動性，③衝動性の3つがみられます．eも難しいですが，学習障害を合併することがあります．知的障害ではありませんが，特定の領域のみ会得できないことがあります．よって，**b**と**d**が正解．

　10歳前後と幅が微妙であったり，知的障害と学習障害の違いを聞いたりと，かなりハイレベルな問題だったと思いますが，問うている内容はとてもいい問題だと思うので，しっかり復習しておいてください．

107G16
注意欠陥多動性障害にみられる症状のうち，注意欠陥と考えられる訴えはどれか．
a 「順番を待つことが苦手だ」
b 「ささいなことで気が散りやすい」
c 「椅子に座っていても手足を動かしてしまう」
d 「小学3年生になるのに自分の名前が書けない」
e 「学校の持ち物が気になり何度も確認してしまう」

思考のプロセス

　ADHDでは，①注意欠陥，②多動性，③衝動性の3つがみられるのでした．aは③の衝動性，bは①の注意欠陥，cは②の多動性に当てはまる訴えです．よって，**b**が正解．
　ちなみに，dは知的障害（自閉症など），eは強迫性障害を疑う訴えになります．合わせて確認しておいてください．

108D20

8歳の男児. 学校へ行きたがらないことを主訴に母親に連れられて来院した. 成績は中程度であるものの文字を書くことが苦手で, 特に漢字を見本通りに書き写すことができない. このために教師や親から叱責されることが多くなり学校に行きたがらなくなった. 友達関係に問題なく, 運動も普通にできる. 手先はやや不器用であるものの神経学的診察で他に異常を認めない.
この疾患について誤っているのはどれか.
a 男児に多い.
b 知能は正常範囲であることが多い.
c 注意欠陥多動性障害の合併が多い.
d 成人まで基本症状は持続することが多い.
e 作業に真剣に取り組ませると書字は改善することが多い.

思考のプロセス

「不登校」は精神科疾患を疑うきっかけになります. 成績は中程度で, 文字を書くことだけが苦手であることから, 知的障害ではなく, 学習障害といえるでしょう. 知っていればそう難しくはありません.

1つずつみていきましょう. a はいいですね. 耳にタコだと思いますが, 精神科疾患は男児に圧倒的に多い. b もいいですね. 学習障害は知的障害がない前提で診断されます. c も正しい. ADHD に合併しやすいことで有名です. d も正しい. ADHD もそうですが, 成人まで持続するケースが少なくありません（約50%）. 残った **e** が誤っているものとして正解です. 「真剣に」というのは, 根本的に「真剣にやっていないからだ」と捉えているものであり, そうではないと認識してもらうことが大切です.

109A54

8歳の男児．落ち着きのなさを主訴に母親に連れられて来院した．幼児期から落ち着きのなさが認められ，遊びでも順番やルールを守ることができなかった．授業中に席を離れることがあり，家では宿題を嫌がってなかなかやらない．成績は中程度であり，身体所見に異常を認めない．
まず行うべき対応として適切なのはどれか．

a 薬物療法を導入する．
b 問題行動には厳しく叱責する．
c 教室全体が見えるように一番後ろに座らせる．
d 集中可能な持続時間を考慮して課題に取り組ませる．
e 母親に対して大人になれば改善することを説明する．

思考のプロセス

「落ち着きのなさ」，「遊びでも順番やルールを守ることができなかった」，「授業中に席を離れる」など，ADHDに典型的な病歴が並んでいます．そのうえで，選択肢をみていきましょう．

aはまず行うべきこととしては違いますね．小児の精神科領域ではすぐに薬を使おうとしないことがポイントです．bもダメですね．小児の精神科領域では，本人を直接注意しないということも求められます．cは難しいかもしれませんが，より注意散漫になりやすくなるため，オススメしません．**d**はいいですね．ADHDの治療において重要なのは，周囲の人の支えを得ることです．eは違いますね．おおよそ半分くらいは成人後も持続するといわれています．

104D12

チックがみられるのはどれか．

a 双極性障害
b パニック障害
c 注意欠陥多動性障害〈ADHD〉
d Asperger症候群
e Tourette症候群

思考のプロセス

　一般問題です．チックの重症バージョンがTourette症候群でした．知っていれば簡単．よって，答えは **e**．

オリジナル

7歳の男児．小学校入学から数か月後，肩と手をしきりに動かす癖が目立ったため来院した．遊びに夢中になっているときや眠っているときには，上記のような癖は認めない．担任からいつも注意され，クラスではその行為を笑われている．性格は神経質で几帳面な一面があるという．
対応として適切なのはどれか．

a 脳波検査を行う．
b 抗精神病薬を投与する．
c 児童にカウンセリングを行う．
d 児童を口やかましく注意しないようにしてもらう．
e 転校させる．

思考のプロセス

　小児が妙な癖を持っているということから，チックが疑われます．「遊びに夢中になっているときや眠っているときには，上記のような癖は認めない」というのは，チックに特徴的ですね．ちなみにですが，チックは何らかの心因反応が関与していると言われており，**神経質な子供に多い**ことがわかっています．チックの治療は放っておくことなので，**d** が正解．

　a はてんかんなど他の疾患を鑑別に挙げていれば考慮しますが，そうでないなら意味のない検査でしょう．b はだめ．重症型である Tourette 症候群には考慮しますが，チック症には使いません．そもそも，小児の精神科領域ではすぐに薬を使おうとしないことがポイントでしたね．c は一見正しいようにみえますが，カウンセリングは子供にとって，口うるさく言われているように感じることが多く，悪化してしまう可能性が高いです．e もダメ．学校でいじめられているなどの状況であれば考慮しますが，転校そのものがストレスになりえますし，なかなか現実的な話ではないでしょう．

98D5

10歳の男児．奇異な癖のために勉強できないということで母に連れられ来院した．5歳時にマリンバを演奏しながら肩を上げる癖で気付かれた．その後，まばたき，鼻をつり上げる，頭を振る，全身をふるわせる，咳払い，ハッハッ，ウッウッと声を出す，「死ね死ね．」と言うなどの多彩な症状が出現した．
この疾患について正しいのはどれか．**2つ選べ**．
a　強迫的な母親の養育態度に原因がある．
b　睡眠障害を伴うことが多い．
c　てんかん性の脳波異常が高率にみられる．
d　10歳代後半になると症状は軽減していく．
e　ハロペリドールが効くことが多い．

思考のプロセス

　奇妙な癖がみられていることから，まずチック症を考えます．しかし，汚言がみられていることから，重症型であるTourette症候群と考えます．
　選択肢をみていきましょう．aは違いますね．小児の精神科領域では，原因を家庭環境のせいにしないという原則がありますし，Tourette症候群は遺伝が関与するといわれています．bは迷うかもしれませんが，睡眠時には消失することが多いので，睡眠障害は基本合併しません．cも間違い．Tourette症候群に脳波は不要であり，病歴のみで決着となります．dはいいですね．**チック症であれば1年以内に改善することが多い**ですが，Tourette症候群は10代後半くらいになってようやく軽快することが多いです．今回の患者さんも5年ほど続いており，その点からもただのチック症ではないと考えられますね．eは正しい．Tourette症候群には抗精神病薬が適応となります．よって，**d**，**e**が正解．

107I44

10歳の男児．わいせつな言葉を口走ることを主訴に両親に伴われて来院した．5歳ころから瞬目，肩をすくめる，首振りおよび咳払いなどの突発的かつ律動的で反復する運動が出現し，軽快と増悪とを繰り返してきた．最近，主訴の症状が出現した．特記すべき既往歴はない．神経学的な所見に異常を認めない．
この患児について正しいのはどれか．
a　親の過干渉が主な原因である．
b　異常な運動は睡眠中ほぼ消失する．
c　置かれた状況による症状の変動は少ない．
d　成人まで症状が軽快せずに持続することが多い．
e　ごく短時間でも自分で症状を止めることはできない．

思考のプロセス

　男児にわいせつな言葉（汚言）がみられており，Tourette症候群を想起することは難しくないでしょう．5年前発症であることから，ただのチック症ではないとも考えられます．チックの特徴は，睡眠中や夢中になっているときには癖が消失することでした．よって，正解は **b**．

　他の選択肢もみてみましょう．aは違いますね．よくある引っ掛けですが，小児の精神科領域では，原因を家庭環境のせいにしないという原則に従いましょう．cは迷うかもしれませんが，チックはストレスにより増悪することが多いです．そのため，病院に来ると多少なりとも緊張するので，**来院時に症状がみられやすい**のも特徴です．dは違いますね．10代後半には軽快していることが多いです．eも迷うかもしれませんが，癖なのでごく短時間ならば止めることはできます．

　なかなか，他の選択肢が難しかったかもしれませんが，とにかくbをスパッと選べた人は，自信をもっていいと思います．

14 その他
余裕があれば覚えたいところ

◆ 楽しんで学んでもらえましたか？

　ここまでお疲れ様でした．初学であれば，覚えることが多い！と感じたかもしれません．しかし，<u>最初から欲張り過ぎなければ，必ず誰でも理解できるようになります</u>．まずは，統合失調症とうつ病だけを完璧にしてください．それだけでもCBTや国試の点数はぐんっと上がると思います．

　他のところについては，本書を何度か読み返してくれさえすれば，自然とポイントをおさえられると思います．メジャー科とほぼ同じくらいの出題頻度なのに，勉強すれば確実に得点できる精神科を逃す手はありません．

◆ 妄想性障害は"他の疾患を思わせること"を妄想する

「夫が浮気をしている」
「みんなが悪口を言っている」

　前者ならアルコール依存症，後者なら統合失調症を想起しますよね．このように，妄想性障害では他の精神科疾患のキーワードになりそうな妄想がみられます．しかし，**症状はその妄想のみに限局する**のが妄想性障害の特徴です．つまり，アルコール依存症でみられる幻視や統合失調症でみられる幻聴は伴いません．言い換えると，<u>キーワードはあるけど妄想以外の症状に乏しいときに考える疾患</u>なのです．

　また，もう1つの見極めポイントが，**年齢**と**性別**です．例えば，アルコール依存症なら男性に多いですし，統合失調症なら若年者に多い病気でしたね．しかし，妄想性障害はそのどちらとも違う，**高齢女性**に好発する疾患です．

> **Amasawa's Advice**
> 妄想性障害 → 精神科疾患のミミック！妄想のみを生じる

　妄想によって日常生活に強い支障をきたしているときには，**抗精神病薬**の適応となります．

◆ 心気症（病気不安症）は根底に不安がある

　何かしらの症状に対し，「**自分は大きな病気に罹患しているのではないか**」と本気で心配し続けるのが心気症（病気不安症）です．不安が症状を呼び，症状が不安を引き起こすという悪循環を起こします．また，きちんと精査して異常がないと言われても，「誤診しているんじゃないか」「隠しているんじゃないか」と思い，**たくさんの異なる病院を受診する**のが特徴です．

> **Amasawa's Advice**
> 心気症（病気不安症）→ ドクターショッピングを繰り返す！

　根底の強い不安を取り除くため，**森田療法**を行います．これは端的にいうと「**物事をあるがままに受け入れよう！**」というものでした．つまり，症状を悪いものと捉えるのではなく，症状と共存して生きていくことを受け入れる，という方向に持っていくような精神療法になります．

◆ 心気症と鑑別が必要なものは？

　不安が根底にあるので，全般性不安障害に類似してみえます．しかし，全般性不安障害と異なり，**症状だけに限局する不安**，という点で鑑別されます．

　また，うつ病の心気妄想も同様の症状をきたしますが，これはあくまで"妄想"であり，抗うつ薬に反応する点で心気症とは異なります．

> **Amasawa's Advice**
>
> 全般性不安障害 → 何でもかんでも不安
> 　　　心気症 → 症状のみ不安

また，名前的に類似するものとして，次の心身症が挙げられます．ごちゃごちゃになりやすいので，しっかりと整理していきましょう．

◆ 心身症は内科疾患に近い

心身症は端的にいうと，**ストレスで起こる内科疾患の総称**です．多くは**消化器疾患**で，例えば胃潰瘍，過敏性腸症候群，潰瘍性大腸炎など．ほかにも，**緊張性頭痛**あたりが有名です．

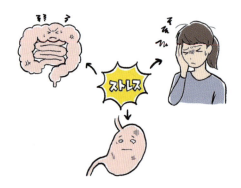

治療は**自律訓練法**という立派な名前の精神療法になります．これは，静かな環境で「私にはストレスがない」と自己暗示をかけるものです．

> **Amasawa's Advice**
>
> 心気症 → 症状によって不安が生じる
> 心身症 → ストレスによって症状が生じる

◆ 適応障害は除外診断のようなもの

　適応障害はやや抽象的な疾患であり，国試での出題頻度は多くありません．ただし，日常診療ではよく目にするので，概要はつかんでおくといいと思います．

　端的にいうと，「**3か月以内に明確なストレスがあり，それに適応できず，何かしらの症状を呈する**」という疾患です．原則として，半年以上症状が続くことはないので，短期抑うつ反応と呼ぶこともあります．

　ストレス因子としては，親しい人の死，離婚，転校/転職，引っ越しなど．また，意外なところでは結婚，出産，昇進などが挙げられます．自分の価値観とズレが生じることでうまくそれらに適応できず，さまざまな症状が起こります．例えば，抑うつ，不安などの精神症状や，頭痛，肩こり，胃痛，動悸などの身体症状，ときに衝動性（暴言・暴力やリストカット）がみられることもあります．

　つまり，特徴的な症状はありません！　逆にいうと，**症状からあたりをつける疾患ではない**，というのがポイントです．そして，内科的にいうところのゴミ箱診断になりがちな疾患でもあります．

　「それくらいのことで……」などと"甘え"と評されてしまうことも多いですが，ほとんどの人は自分でなんとかしようとしているものです．だけれども，もう自分1人じゃどうしようもないレベルまで達し，日常生活に支障をきたした状態になったときに，適応障害の診断となります．誤解されがちですが，適応しなかったのではなく，**頑張ったのに適応できなかった**，なのです．

　薬は基本的に使いません．まずは，**ストレス因子となったものから離れる**ことが肝要です．落ち着いたところで，認知行動療法や森田療法などの**精神療法**で本人の考え方を変えるか，ストレスをあるがままに受け入れるか，もしくはそのままストレス因子から離れ続けるか，の選択になります．

> ～**身体表現性障害（身体症状症）**～
>
> 余裕がある人だけでいいですが，現代の医学では説明のつかない（明確なストレス因子などもない）症状を起こしているものを身体表現性障害（身体症状症）といいます．

◆ ヒステリー！「心配してほしい！」が現実に症状を起こす

ヒステリーは，**「病は気から」を体現化した疾患**で，医学的に説明のつかない多彩な症状をきたします．（覚える必要はありませんが）よくあるものとして，けいれん，意識障害，記憶障害，幻覚，失声，難聴，多重人格など．また，経過も突発的だったり，慢性的だったりとさまざまであり，患者さんによって異なるというのが，ある意味特徴になります．

身体所見で**演技**だとわかるときもありますが，強者だとなかなか鑑別が難しいことも……．1つの特徴としては，**人が見ているときほど症状が激しくなる**，ということが挙げられます．

◆ ヒステリーと詐病の違い

さて，ときどきヒステリーと詐病を同一に考えている人がいますが，両者には明確な違いがあります．どちらも**疾病利益**（病気になることで利得を得る）があることは共通しているのですが，それを**本人が自覚しているかどうか**が，この2つの違いになります．

1例を挙げましょう．交通事故の被害者が，本当は聴こえているのに「耳が聴こえない」といって，保険金やら損害金やらを水増ししようとしているなら，それは詐病になります．しかし，特にそういう目的がないとしたなら，ヒステリーの可能性が高いといえます（もちろん，精査して異常がないとわかったうえでの話です）．

それになんの意味があるの？と思うでしょうし，一見得はないように思います．しかし，そうすることで「周りの人が心配してくれる」という真の目

的が隠れている可能性があります．実際に，「**心配して欲しい！**」「**注目して欲しい！**」という疾病利益が，ヒステリーには多いといわれています．

◆ 今はヒステリーとは言わない

わかりやすさ重視 & 一般的に広く浸透しているために，ヒステリーと呼んできましたが，これは過去の呼び方になります．現在では，**転換性障害** or **解離性障害**といいます．身体症状が前面に出たときを転換性障害，精神症状が前面に出たときを解離性障害と呼びます．けいれんなら，転換性障害になりますね．

病識をもってもらう（**心理教育**）ことが目的となり，治療としては**精神療法**でアプローチをかけます．例えば，認知行動療法や森田療法あたりになります．

〜詐病を見抜け！〜

医療者は患者さんにできうる限りのメリットを与えるのが仕事ですが，そのうえで，盲目的になってはいけません．長い歴史の中で，医師も詐病を見抜く術を習得してきました．例えば，「片麻痺」を主訴に来院した患者さんがいたとしましょう．脳梗塞？　と考えると思いますが，病歴を聴くとどうも辻褄が合わない……．これは詐病かも？　と思ったときに役立つ身体所見を紹介したいと思います．

1つ目は drop arm test です．これは，仰向けに寝ている状態で麻痺側の腕を顔の上に落としてみるもの．詐病であれば，**顔を避けるように落ちていく**という動きがみられます．ただし，本物のときにはそのまま顔面に落下してしまうため，施行する際には十分気をつけましょう．

2つ目は Hoover test です．同じく仰向けの状態で，麻痺側の足を思いっきり上げてもらいます．本物にせよ詐病にせよ麻痺側の足は上がりません．しかし，皆さんが注目すべきは**健側の足**です．本当に足を上げようとしているならば，**健側の足は下に力が加わるはず**なのです（みなさんもやってみてね！）．詐病では最初から上げる気がないので，**力を入れていないのが特徴**です．支えるフリをして両かかとの下に手を潜り込ませてみましょう．詐病の人はばれないように麻痺側に神経をつかいますが，われわれとしては「(￣ー￣) ニヤリ」という感じです（笑）．

その他　185

> 他にもいろいろありますが，ここでは代表的なこの 2 つに留めておきます．気になる人は調べてみるとけっこー面白いと思いますよ！　まぁ，なにより大切なことは「**なにかがおかしいぞ**」と感じられるようになることです．そのためには勉強しかありません！（笑）

ちょっとまとめてみましょう．

　少し似たような疾患が続いたので，軽くまとめておきましょう．クイズ形式にしておくので，答えてみてください．

Q1）ストレスによって何かしらの内科疾患を生じたもの

A. **心身症**

Q2）ストレスによって何かしらの症状を生じたもの

A. **適応障害**

Q3）不安によって何かしらの症状を生じたもの

A. **心気症**

Q4）疾病利益があって何かしらの症状を生じたもの

A. **ヒステリー**（転換性障害／解離性障害）**or 詐病**

Q5）原因はわからないけれども症状を生じたもの

A. **身体表現性障害**（身体症状症）

◆ パーソナリティ障害は具体例で覚える

　パーソナリティ障害は，**性格の度が過ぎたことで日常生活に支障をきたした疾患**です．「こういう人いるな〜」と想像しながらみてみると，わかりやすいと思います．いくつかみていきましょう．

「**境界性パーソナリティ障害**」は，いうなれば**究極のかまってちゃん**です．自己像や対人関係が不安定で，他人との関係を維持するためならば衝動行為（例：自殺未遂，暴力，摂食障害，薬物乱用，ゆきずりの性行為など）も辞さないという特徴があります．

リストカットの既往や男女関係のトラブルが国試のキーワード．成長とともに軽快するため，40歳以降では激減するというのもポイントです．

「**自己愛性パーソナリティ障害**」は，いうなれば**究極の自分大好き君**です．人はだれしも「認められたい」という承認欲求を持っていますが，この承認欲求が非常に強いのが特徴です．

他人からの評価を過剰に気にし，賞賛されることを強く求めますが，一方で，他人の話には関心を示さない傾向にあります．また，自分は特別であると強く思っている反面，等身大の自分に自信がなく，常に自分以上の存在であろうとします．そのため，理想を描いているときには爽快になり，現実と向き合っているときには抑うつになるという特徴もみられます．もし，認められない状況が続けば，他者への怒りや引きこもりという手段で必死に自分を守ろうとする行為もみられ，日常生活に支障をきたしてきます．

「**強迫性パーソナリティ障害**」は，いうなれば**究極の完璧主義者**です．高学歴に多く，秩序や自分のやり方に固執し，それを完璧にやり遂げなければ気が済みません．ここまでならいいのですが，困ったことに，自分だけでなく他者にも完璧を求めるという傾向があります．やっぱり，自分に厳しく他人に優しい人がいいですよねぇ〜．

代表的なものとしては，こんなところでしょうか．性格がほぼ固まった成人のみに診断される病気であるということは，気をつけておいてください．

治療は**内観療法**になります．これは，自分の身近な人にしてもらったことや迷惑をかけたことを見つめ直すことで，自分の内側を見直すという精神療法です．

◆ 自我同一性の形成障害は成長の一部ともいえる

　いよいよラストです．自我同一性の形成障害は**青年期**にみられるもので，皆さんの中にも経験のある人もしくは現在進行中の人もいるかもしれません．

　端的に言えば「**将来やりたいことが見つからない**」という葛藤です．病気というよりも成長の一部とされ，**モラトリアム期間**と言ったりもします．

　ここからは私自身の考えなので読み飛ばしてもらってかまいません（笑）．自由がいいと望むのはみんな同じだと思いますが，本当に自由を望む人は少ないと感じています．どういうことかというと，**本当に自由であるには，大いなる責任と自分で考える苦痛を伴わなければならない**からです．ハッキリ言うと「ラク」を求めるならば，多少文句を言いつつも，周りに流されて生きていた方がはるかにいいでしょう．

　この自我同一性の形成障害は，やるべきことに追われてきた人がふいに自由を与えられたときに起こりやすいものです．医学生の場合は特に勉強などやるべきことに追われてきて，ある程度，順風満帆な人生を歩んできた人が多いことでしょう．なので，ある時期に自我同一性の形成障害に陥る人も少なくないように周りをみていても思いました．**一度自分がなにを本気でやりたいのか，なにで社会貢献したいのか**，そのようなことを本気で考えてみるのもいいと思います．それを考える絶好の機会となるのが"マッチング対策"と著者は思います．拙書の「まとめてみた マッチング対策」に著者の言いたいことを全部載せているので，ぜひ参考にしてみてください．宣伝のつもりはあまりありませんが，皆さんのために少しでもできることはないかと考えたときに，著者からできることは，やっぱり本を通じたアドバイスしかないと考えたためです．真面目な話で最後を締めくくらせていただきました．

疾患のまとめ **その他**

妄想性障害

好発	高齢女性
症状	妄想のみ（嫉妬妄想，被害妄想など）
治療	抗精神病薬

心気症

好発	中高年
症状	症状に限定する不安 ドクターショッピング
キーワード	「大きな病気に罹患しているのではないか」 「病気を隠しているのではないか」 「私は間違いなく癌です」
治療	森田療法
鑑別	全般性不安障害 うつ病（心気妄想）

心身症

原因	ストレス
合併症	胃・十二指腸潰瘍，過敏性腸症候群，機能性ディスペプシア，潰瘍性大腸炎，緊張性頭痛，過換気症候群，気管支喘息，過活動膀胱，高血圧，起立性低血圧，肥満，蕁麻疹，RA，円形脱毛症，心因性多飲症
治療	自律訓練法

適応障害

原因	ストレス因子（3か月以内） ※PTSDほどの強いストレス因子（身に危険が及ぶ）ではない（結婚，離婚，出産，死別，転校，転職，異動，昇進，引っ越しなど）
症状	不定愁訴（非特異的） 身体症状（頭痛，肩こり，胃痛，動悸，発汗など） 精神症状（抑うつ，不安，不眠など） 衝動行為（暴言・暴力，リストカットなど）
治療	ストレス因子の除外 精神療法
備考	半年以内にはよくなる

ヒステリー（転換性障害・解離性障害）

概念	**疾病利益**が根底にあるが，本人は自覚していない
症状	**多彩（非特異的）** **けいれん**，**意識障害**，記憶障害，幻覚，失声，難聴 **らせん状視野狭窄**，**多重人格**，健忘，遁走
治療	心理教育，精神療法
備考	**人が見ている**ときほど症状が激しくなる

パーソナリティ障害

境界性	ほとんど**若年女性** **見捨てられ恐怖**，**強い衝動性**，他者依存，自己同一性の障害 **リストカット・薬物乱用の既往**
自己愛性	等身大の自分を愛せない
強迫性	自分も他者も完璧でないと気がすまない
治療	**内観療法**

解いてみた
その他

104E59

72歳の女性．言動の変化を心配した家族に伴われて来院した．3年前に夫を亡くしてから，一人暮らしを続けている．これまでに精神症状を呈したことはなかった．3か月前から自宅に閉じこもりがちになったため，心配した長女が様子を見に行ったところ「外に出ると皆が自分の悪口を言っている」，「隣の人がいつも自分を監視している」といった話をし続けたという．診察時には表情が明るく，抑うつ気分は認めない．疎通性も良好である．幻覚は認めず，改訂長谷川式簡易知的機能評価スケールは30点（満点30）であった．
最も考えられるのはどれか．

a　うつ病
b　妄想性障害
c　統合失調症
d　強迫性障害
e　社会不安障害

思考のプロセス

「自分の悪口を言っている」「隣の人がいつも自分を監視している」は，統合失調症に特徴的な被害妄想です．抑うつ症状はないためうつ病ではなく，長谷川式でも30点と満点のため認知症も否定されます．ということで，答えはcの統合失調症……！？

本当にそうでしょうか？　どんな問題でもそうですが，**最後に年齢・性別で疫学的に矛盾がないかを必ずチェックしましょう**．解説では省いていることも多いですが，必ずすべてでやるべきです（特に国試本番）．すると，年齢が合わないことに気がつきます．高齢者の初発の統合失調症は国試的に考えにくい……となれば，別の可能性を考えます．

もう1つ着目すべきは，幻覚や他人と自分の思考がつながるなどの統合失調症における他の症状がない，というところです．つまり，妄想のみが症状であり，高齢女性と合わせて考えれば，妄想性障害にたどり着くのはそう難しくないでしょう．よって **b** が正解．

101A4

72歳の女性．75歳の夫と娘夫婦とに伴われて来院した．3か月前から「夫が浮気をしている」と疑いだした．ことあるごとに夫を責めるが，家族によれば浮気の事実はない．夫が買い物に出かけ帰宅が遅れると，「女性と会っていた」と激しく夫を責める．そのことで口論になるとますます激しく興奮する．近くに住む娘夫婦が仲裁に入るが，全く聞く耳を持たず，夫が浮気をしていることを堅く信じて疑わない．興奮すると夜も眠らずに，夫を責め続けるという．また，物忘れが急に進んだようだと家族が言う．身体疾患，薬物乱用およびアルコール乱用歴はない．

考えられるのはどれか．**2つ選べ**．

- a 統合失調症
- b 妄想性障害
- c Alzheimer病
- d 急性一過性精神病性障害
- e 統合失調感情障害

思考のプロセス

「夫が浮気をしている」という，アルコール依存症にみられる嫉妬妄想が伺えます．事実はないのに堅く信じて疑わない，というのは妄想そのものを示していますね．しかし，「アルコール乱用歴はない」ということ．これは……？ もういいですね（笑）．高齢女性であることも加味して，妄想性障害が最も疑われます．

また，「物忘れ」もみられることから，Alzheimer型認知症による人格変化を鑑別に入れておきましょうか．よって，**b**と**c**が正解．他の選択肢はみるまでもありません．

99C20 改変

35歳の女性．心窩部の不快感を訴えて来院した．症状は1年以上続いており，既に4か所の病院を受診した．そのたび精密検査を受けたが症状を説明できる異常は認められなかった．しかし患者はこれまでの医師の説明に納得できず，「がんのような重い病気なのではないかと思う．検査でみつからないだけなのではないか．医師が隠しているのではないか」と疑い深く不安になっており，再度同じような精密検査を要求している．
最も考えられるのはどれか．
a　うつ病
b　全般性不安障害
c　薬物依存症
d　統合失調症
e　心気症（病気不安症）

思考のプロセス

　心窩部の不快感より，心疾患や消化器疾患がまず考慮されます．例えば，狭心症や胃・十二指腸潰瘍など．しかし，精密検査で異常なし．ここで患者さんからは，「がんのような重い病気なのではないか」や「医師が隠しているのではないか」と強い不安がみられ，「再度同じような精密検査を要求」とドクターショッピングに近い行動がみられます．これは，心気症（病気不安症）に典型的なエピソードです．よって **e** が正解．
　a，c，dについては，これらを疑うキーワードやエピソードはなく，病歴が全く合いませんね．しっかり鑑別して欲しいのはbの全般性不安障害です．全般性不安障害は何でもかんでも不安なのに対し，心気症（病気不安症）は症状に限定した不安でしたね．ポイントをおさえておけば簡単だと思います．

109I3 改変

ストレスが発症の原因となり，それが消失すると一定期間内に症状が消失するのはどれか．
a　適応障害
b　心気症（病気不安症）
c　パニック障害
d　社交不安障害
e　心的外傷後ストレス障害

思考のプロセス

　これは，適応障害そのものの説明です．「3か月以内に明確なストレスがあり，それに適応できず，何かしらの症状を呈する」と本文でも述べました．半年以上症状が続くことはないので，短期抑うつ反応と呼ぶこともあるんでしたね．よって **a** が正解．

　個人的には，よくみかける**ゴミ箱診断**の1つだと思っています．実際の臨床では診断されている人を度々見かけますが，「本当に適応障害？」と思うこともあります．また，国試でも選択肢の1つとしてそれなりに見かけますが，当て馬の選択肢として出ることがほとんどであり，正解になりにくい疾患の1つと言っていいでしょう．

110E43

20歳の女性．声が出なくなったことを主訴に友人とともに来院した．今朝，いつもどおりに大学に行ったが，1限目の講義が終了したころから声がかすれるようになり，1時間後には全く声が出なくなった．友人とともに保健管理室で相談したところ，医療機関へ行くことを勧められたため受診した．1年前から部活動での人間関係のトラブルを契機として，不安感や情動の不安定性が出現し治療を受けていた．受診時，筆談は可能で理解力は保たれ，意識は清明と考えられた．発声できないこと以外に神経学的所見に異常を認めない．血液生化学所見，脳波および頭部CTで異常を認めない．
この患者にみられるのはどれか．

a 解離
b 転換
c 離人症
d 被影響体験
e させられ〈作為〉体験

思考のプロセス

　若年女性の失声．血液検査や画像検査で異常はなく，人間関係のトラブルを契機として不安感や情動の不安定性が出現していることから，精神的なもの（＝機能的失声）と考えられます．aとbで迷うかもしれませんが，aは精神症状（多重人格など）が前面に出てきた場合に使うものです．今回は身体症状（失声）が前面に出ているので，**b** が正解．

　ここで，ワンポイント講座．cの「離人症」はときどき選択肢に出てくるので解説しておきます．これは，「自分が自分の心や体から離れて，現実感を喪失し，その意味合いを失った」と感じるものです．**多くの精神科疾患で生じるため，特異性はありません**が，それなりの頻度でみかけるので，余裕があれば覚えておきましょう．

102G60
32歳の女性．1年前に夫婦げんかの最中に動悸がひどくなり，息が苦しくなり，気が遠くなり，体が弓なりの緊張状態となって近医で処置を受けた．その後，同様の発作の頻度と持続時間とが増加した．最近では夫婦仲も冷えて離婚話も出てきたが，その話が出るたびに発作を繰り返し，外来受診をしていた．身体的異常はない．
治療として適切なのはどれか．
a　精神療法
b　抗精神病薬投与
c　電気けいれん療法
d　抗けいれん薬投与
e　生活技能訓練［social skills training〈SST〉］

思考のプロセス

　夫婦げんかや離婚話が出たときに，動悸，呼吸苦，弓なりの緊張状態などを生じているようです．これは，「心配して欲しい」「離婚話をやめさせたい」という疾病利益が見え隠れしていますね．よって，解離性障害が最も考えられます．治療は心理教育（病識をもってもらう）の上で精神療法（認知行動療法など）を行っていきます．よって **a** が正解．

99H6

25歳の未婚女性．過量服薬のため救急車で搬送された．これまでも慢性の抑うつ状態の中で死にたいとしきりに訴え，手首を切るなどの自傷行為や家族の目の前で車に飛び込もうとする行動がみられていた．こうした衝動行為の後にはイライラ感が減少するという．気分がよいときは相手には極端な好意を寄せて付き合うかと思うと，些細な行き違いから急に怒りだしては相手をひどく責めることがたびたびあった．また，男女関係ではこれまで同棲しては別れるということを3回繰り返し，仕事も転職を繰り返して，現在は無職である．会話は普通にできるが，家庭内葛藤が強い．
最も考えられるのはどれか．

a　パニック障害
b　境界性人格障害
c　気分循環性障害
d　気分変調性障害
e　統合失調感情障害

思考のプロセス

「慢性の抑うつ状態」であることから，うつ病を考えます．「死にたい」と訴えていることから，希死念慮があるようです．しかし，「家族の目の前で車に飛び込もうとする」というのはやや合わない．どういうことかというと，うつ病では罪業妄想などがみられることから，どちらかというと人に迷惑をかけまいとすることが多いのです．今回の場合，誰かにわかって欲しい！という気持ちが入っているように感じます．

リストカットの既往や男女関係のトラブルというのは，境界性パーソナリティ障害のキーワードでした．若年女性であり，衝動行為がみられることも合致します．よって **b** が正解．

ちなみにですが，境界性パーソナリティ障害では**高率にうつ病を合併する**ともいわれています．参考までに．

103B43

22歳の男性．地方都市の素封家に生まれ，不自由なく育った．地元の高校を卒業後，大都市の大学に入学した．ほどほどに勉強し，サークル活動に参加し，親友もでき，ガールフレンドができたり別れたりして，大学生活に満足しているつもりだった．ところが，友人たちが就職を話題にする時期になって，自分は人生に何を求めているのか，わからなくなってしまった．両親は家業を継ぐことを期待しているし，自分もそのつもりだったが，それでいいのだろうか．このまま社会に出るのが不安になってきた．

この青年が直面している課題はどれか．

a　社会性の習得
b　分離不安の克服
c　自我同一性の形成
d　自己中心性の獲得
e　抽象的思考能力の向上

思考のプロセス

　病歴をみてみると，一般的な大学生がイメージされますね．ここで，「自分は人生に何を求めているのかわからない」とあり，自我同一性の形成異常に特徴的な訴えであるとわかります．年齢も青年期であり，矛盾しません．ということで答えは c．他の選択肢はみるまでもありません．

101B56 難問†

ライフサイクルと心理的課題の組合せで正しいのはどれか．
a 乳幼児期 − 自我〈自己〉同一性形成
b 少年期 − 家族や関係者の死の衝撃
c 青年期 − 分離不安
d 成人期 − 空の巣（からのす）症候群〈empty nest syndrome〉
e 老年期 − 劣等感

思考のプロセス

　この問題に関しては，a が違うということがわかれば十分です．一般教養だと思って，気軽にみてください．
　b は違います．たしかに，少年期で人の死に触れることもありうるのですが，その機会が最も多いのは老年期ですね．
　c は子供が親と離れることに対して不安を感じることを指します．幼稚園や小学校に入学するときに体感するものですね．なので，青年期ではない．
　d は反対に，子供が親から巣立っていくときに，親の喪失感がくるものです．それにより，子供が親を支えなくてはならない状況となる＝子供側の問題となってくるため，成人期の課題になります．よって **d** が正解．どんなに大人になっても，親は親でいたいものなのかもしれません．皆さんも一度家族に電話して，日頃の感謝を伝えてみてはいかがでしょうか？
　e はちょっと……．高齢者になってから劣等感を抱き始めることは少ないでしょう．他人と自分を比較しがちな，学童期の課題です．

15 キーワードまとめ

　さて，これまでは疾患とキーワードについて縦の関係で学んできましたが，今度は横の関係でもみていきたいと思います．つまり，キーワードから疾患を類推するというやり方です．ここを完璧にするだけでも得点に直結してしまうことでしょう．それから，（いまさらですが，）妄想と幻覚についてしっかり定義付けしておきたいと思います．

　妄想は根拠がなくても確信をもち，事実を示しても訂正不可能な**思考の異常**です．私たちも日常において，根拠がなくても確信をもってしまうことはありますよね．「きっと，○○は私のことを嫌いなんだ……」などなど．ですが，事実や根拠がしっかりわかれば納得して訂正が可能でしょう．つまり，妄想とは**思い込み ＋ 事実による訂正が不能なもの**になるのです．

　幻覚は**知覚の異常**です．いわゆる五感ですね．だから，みえないものがみえれば幻視，聴こえないものが聴こえれば幻聴になるわけです．

　最後に抑えて欲しいところとしては，**妄想は肯定も否定もしてはいけません**が，**幻覚は否定してはいけないものの，肯定はしていい**という違いがあることを，しっかりおさえておいてください．

★妄想
被害妄想・注察妄想・血統妄想：統合失調症
罪業妄想・貧困妄想・心気妄想：うつ病
誇大妄想　　　　　　　　　　：双極性障害，統合失調症
物盗られ妄想　　　　　　　　：Alzheimer 病
嫉妬妄想　　　　　　　　　　：アルコール依存症

★幻覚
幻聴：統合失調症
幻視：せん妄，Lewy小体型認知症，ナルコレプシー

★思考伝播，思考吹入
統合失調症

★思考途絶
統合失調症

★思考制止
うつ病

★連合弛緩，作為体験，両価性
統合失調症

★感情鈍麻
① 統合失調症
② PTSD

★感情失禁（情動失禁）
脳血管性認知症

★観念奔逸
双極性障害

★広場恐怖，予期不安
パニック障害

★フラッシュバック
① PTSD
② 覚醒剤

★滞続言語
前頭側頭葉変性症（Pick病）

★カタレプシー
統合失調症（合併症）

★カタプレキシー
ナルコレプシー

★過敏感覚
自閉症スペクトラム障害

★入院形態
　任意入院は通常どおりの方法ですが，下4つについては精神科疾患における特殊な入院方法となります．

	本人	家族	精神指定医	備考
任意入院	○			
医療保護入院	×	1名	1名	
応急入院	×	×	1名	72時間まで
措置入院	×	×	2名	自傷他害のおそれあり
緊急措置入院	×	×	1名	自傷他害のおそれあり 72時間まで

　実際の国試の解き方を紹介していきます．まずはとにかく「任意入院」から検討しましょう．非専門医でも大丈夫ですし，患者さんも納得のうえなので，1番丸くおさまるといえるでしょう．問題となるのは入院を拒否された場合です．ここからは精神科医の出番となります．

　次に，家族の同意による「医療保護入院」を検討しましょう．もし家族の

同意がとれない（連絡がつかないなど）ならば，自傷他害のおそれがあるかで判断します．ある場合は「緊急措置入院」を検討します．ただし，こちらは72時間以内という条件つきになります．そのため，精神科医が2名いるならば，その条件が外れる「措置入院」の方がbetterです．

　もし，本人・家族の同意がとれず，自傷他害のおそれがない，けれども入院はした方がいいというケースにあったときは上記すべて使えません．そんなときには「応急入院」というフレキシブルなものを使います．ただし，こちらも72時間以内という条件つきになります．

　つまり，他のどれでも入院が無理なときには「応急入院」と考えればいいと思います．とりあえず応急入院をして，72時間以内のうちに家族と連絡をとって医療保護入院に切り替えるということも可能です．

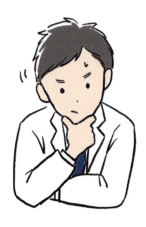

16 検査まとめ

MMPI・Rorschach テスト
統合失調症のスクリーニング

BPRS・PANSS
統合失調症の重症度

WCST・FAB
前頭葉機能（→ 統合失調症，脳血管障害など）

Hamilton うつ病評価尺度（HDRS）
うつ病の重症度

MMSE
23 点以下で認知症疑い

長谷川式簡易知的機能評価スケール（HDS-R）
20 点以下で認知症疑い

状態特性不安検査（STAI）
不安障害

SPECT
脳の機能（→ 認知症など）

MIBG 心筋シンチグラフィー
Lewy 小体型認知症

CAGE スコア
アルコール依存症

WISC
5〜16歳未満の知能検査

WAIS
16歳以上の知能検査

田中・Binet式知能検査
2歳以上の知能検査

津守・稲毛式発達検査
赤ちゃんの知能検査

口頭で質問するもの
① Rorschach テスト
② BPRS
③ HDRS

質問紙を用いるもの
① MMPI
② HDRS以外のうつ病評価尺度(BeckやZungなど)
③ 状態・特性不安検査(STAI)

17 治療（薬）まとめ

　精神科で使う薬を総称して向精神薬といいます．今までは難しく思えたところかもしれませんが，もう皆さんなら大丈夫！

　統合失調症には抗精神病薬，うつ病には抗うつ薬，双極性障害には抗躁薬（炭酸リチウム）と抗てんかん薬，不安障害には抗不安薬と抗うつ薬という感じでしたね．

　イメージ的には興奮を落ち着かせるのが抗精神病薬，気分をよくするのが抗うつ薬，気分を安定させるのが抗躁薬や抗てんかん薬というように分類しておくといいとよりわかりやすいと思います．

抗精神病薬（ハロペリドール，リスペリドン，オランザピン）
① 統合失調症
② せん妄
③ Tourette 症候群
※①には類似した症状を呈する覚せい剤や妄想性障害を含む

抗うつ薬（SSRI，SNRI，NaSSA，三環系抗うつ薬）
① うつ病
② 不安障害（社会不安障害，全般性不安障害，パニック障害，強迫性障害）

炭酸リチウム
双極性障害

抗てんかん薬（バルプロ酸，カルバマゼピンなど）
双極性障害

ドネペジル・メマンチン
① Alzheimer 型認知症
② Lewy 小体型認知症

ベンゾジアゼピン系
① 抗不安薬として：不安障害
② 睡眠薬として　：睡眠障害，REM 睡眠行動障害
③ 抗けいれん薬として：けいれん発作，アルコール離脱

中枢神経刺激薬（メチルフェニデート塩酸塩）
① ナルコレプシー
② ADHD

ジスルフィラム・シアナミド
アルコール依存症

アカンプロサート
アルコール依存症

アトモキセチン
ADHD

クロザリル
難治性の統合失調症

18 治療（その他）まとめ

心理教育（病識をもってもらう）
あらゆる精神科疾患

デイケア
統合失調症

生活技能訓練
統合失調症

電気けいれん療法
① 難治性の統合失調症
② 難治性のうつ病
③ 難治性の双極性障害

認知行動療法（考え方を変える）
① うつ病
② 不安障害（社交不安障害，全般性不安障害，パニック障害，強迫性障害）
③ 摂食障害

森田療法（物事をあるがままに受け入れよう！）
① 心気症
② 不安障害（社交不安障害，全般性不安障害，パニック障害，強迫性障害）

曝露療法（誘因に慣れてもらう）
不安障害（特に強迫性障害）

持続曝露療法
PTSD

集団行動療法(みんなで頑張ろう!)
①アルコール依存症
②薬物依存

内観療法(自分を見つめ直す)
パーソナリティ障害

自律訓練法(自己暗示でストレス解消)
心身症

遊戯療法
小児の精神科疾患(自閉症など)

解いてみた
総合問題

96B31

誤っているのはどれか.
a 妄想知覚は一次妄想である.
b 統合失調症の幻覚では幻視が多い.
c 機能性幻覚では現実の知覚と並行して幻覚が生じる.
d うつ病の妄想は二次妄想である.
e 錯覚と幻覚を合わせて妄覚という.

思考のプロセス

　一見,見慣れないものが並んでいますが,こういうパターンの問題は一発正答できることが多い印象です.深く考えずにパッとみていくと,bが間違いだとわかりますね.統合失調症で多いのは,「幻視」ではなく「幻聴」でした.よって**b**が正解.

　aとdについては迷いはないと思います.一次妄想ってなんだっけ?と思った人はP.017を要チェック! cとeについては,「あ,そうなの」くらいで終わりにしておきましょう.

106G1 改変
うつ病の患者の訴えで典型的と考えられるのはどれか．
a 「妻が浮気をしている」
b 「食事に毒が入っている」
c 「いつも誰かに尾行されている」
d 「お金がなくてどうにもなりません」
e 「自分は王家の出身である」

思考のプロセス

　患者さんの言葉はいつも大切です．それぞれ二次妄想を示唆する訴えであり，どの疾患に対応するかまで答えることができれば完璧です．それを踏まえて，1つずつみていきましょう．
　a は嫉妬妄想でアルコール依存症を，b は被害妄想で統合失調症を，c は注察妄想で統合失調症を，d は貧困妄想でうつ病を，e は誇大妄想で双極性障害を，それぞれ考える訴えです．よって **d** が正解．
　うつ病に特徴的な微小妄想は，①罪業妄想，②貧困妄想，③心気妄想の3つでしたね．すべてが究極のマイナス思考なわけです．

111H17
幻視が多いのはどれか．
a 躁病
b うつ病
c せん妄
d 統合失調症
e 心的外傷後ストレス障害

思考のプロセス

幻視といえば，①せん妄，②Lewy小体型認知症，③ナルコレプシーの3つでしたね．よって，**c**が正解．

他の選択肢もみてみましょう．a, b, eは幻覚をきたす疾患ではありません．dは前々問（96B31）でもありましたが，統合失調症でみられるのは基本的に幻聴です．実際の臨床では幻視をみることもときに経験しますが，少なくとも「多い」とまではなりえません．

104F7

統合失調症の心理・社会的側面への配慮として適切なのはどれか．
a 妄想は否定し根気強く説得する
b 患者にも家族にも病名は告知しない
c 幻覚については患者の体験を尊重する
d 幻覚妄想の治療として生活技能訓練を行う
e 薬物療法を終了してから心理・社会的治療を行う

思考のプロセス

　1つずつみていきましょう．aは間違いですね．**妄想は肯定も否定もしてはいけません**．bは論外．ほとんどの精神科疾患では病識を欠くため，しっかり病識をもってもらう（≒心理教育）ことも，とても重要な治療の1つです．そもそも，今どきはインフォームドコンセントの時代ですよ．cはいいですね．**幻覚は否定してはいけないものの，肯定はしていい**のです．よって**c**が正解．dは統合失調症の治療法をただ単語の羅列として覚えていると間違えてしまいます．幻覚・妄想の治療は薬物療法が主体であり，生活技術訓練はあくまで症状が落ち着いたことを前提に，社会復帰に向けて準備していくものです．eも違いますね．薬物療法でコントロールをしつつ，社会復帰を目指すというのがセオリーです．実際に，ある程度回復した統合失調症でも薬は飲み続けているケースがほとんどです．

104D8

統合失調症に特徴的なのはどれか．**2つ選べ．**
a　人前でスピーチをするのが怖い．
b　自分を批判する複数の人の声が聞こえる．
c　話題が飛び，会話はまとまりを欠き，了解不能である．
d　外界と自分との間にベールがあり，周囲のものに実感が湧かない．
e　家の前に立っている男性を見て，その人に狙われていると確信する．

思考のプロセス

　bは幻聴もしくは被害妄想であり，どちらにせよ統合失調症を考えるものです．また，eは注察妄想であり，統合失調症に特徴的なものでした．よって**b**と**e**が正解．迷うとしたら，cですかね．出題者は双極性障害の観念奔逸を意識したのかもしれませんが，統合失調症の滅裂思考ともとれます．おそらく解釈は分かれるでしょう．なので，cを選んでしまった人は全く問題ありません．むしろ，よく勉強していると思います．

　残りもみてみましょうか．aは社交不安障害に特徴的な訴えですね．dは難しいかもしれませんが，離人症といわれる解離性障害の症状の１つです．**強いストレスに対する過剰な防御反応の働きによって生じる**といわれています．

99E6
気分障害よりも統合失調症を示唆するのはどれか.
a　易刺激性
b　考想伝播
c　強迫症状
d　罪業妄想
e　明識困難

思考のプロセス

　「他人と思考がつながる」のが統合失調症のイメージでしたね. それを踏まえておくだけでも, **b** が正解だとわかります.
　一応, 他の選択肢もみてみましょう. a は双極性障害, c は強迫性障害, d はうつ病にそれぞれ特徴的です. e は覚えなくて OK.

112F37 改変

正しいのはどれか．**2つ選べ**．
a 感情失禁は適応障害でみられる．
b 両価性はうつ病に特徴的である．
c 緊張病症候群は不安障害でみられる．
d 作話は Korsakoff 症候群でみられる．
e 言葉のサラダは統合失調症に特徴的である．

思考のプロセス

確認していきましょう．aの感情失禁は脳血管性認知症，bの両価性（愛と憎しみ的な）は統合失調症，cの緊張病症候群は統合失調症，dの作話はKorsakoff 症候群，eの言葉のサラダは統合失調症にそれぞれ1対1対応のものです．よって **d** と **e** が正解．

109E22

症候とその説明の組合せで正しいのはどれか．
a 強迫観念 --------- 自分のものでない考えが勝手に浮かんでくる．
b 思考途絶 --------- 思考が不活発で考えが前に進まない．
c 支配観念 --------- 思考が外部から支配される．
d 反響言語 --------- 主題はそれないが細部にこだわる．
e 連合弛緩 --------- 関連のない観念が浮かんでまとまらない．

思考のプロセス

1つずつみていきましょう．aの「自分のものでない考えが勝手に浮かんでくる」は観念奔逸であり，双極性障害にみられる訴えです．bの「思考が不活発で考えが前に進まない」は思考制止であり，うつ病に特徴的な訴えです．cの「思考が外部から支配される」は他人と思考がつながる統合失調症にみられる訴えですね（正確には思考吹入という）．"支配"というワードに引っ張られてはいけませんよ〜（笑）．dの「主題はそれないが細部にこだわる」は反響言語の説明では全くありませんね．eの「関連のない観念が浮かんでまとまらない」は病的な優柔不断の説明であり，連合弛緩のことですね．よって **e** が正解．

112E15
疾患と症状の組合せで誤っているのはどれか．
a　心気症 --------- 身体的愁訴
b　うつ病 --------- 心気妄想
c　強迫性障害 --------- 作為体験
d　統合失調症 --------- 妄想知覚
e　心的外傷後ストレス障害〈PTSD〉--------- 過覚醒

思考のプロセス

　1つずつみていきましょう．心気症は"症状だけに限局する不安"が特徴的な疾患でした．例えば，「ゲップがたくさん出る」→「なにか大きな病気なんじゃないか……」「知られていない稀な疾患なんじゃないか……」などと思いこむというわけです．よってaはOK．bもいいですね．①罪業妄想，②貧困妄想，③心気妄想の3つはスラスラ言えるようにしておきましょう．cが違いますね．作為体験は統合失調症にみられる症状の1つです．dはいいですね．妄想○○なので一次妄想であり，統合失調症でみられます．eもいいですね．PTSDでは睡眠障害（つまり，過覚醒）がみられます．よって**c**が正解．

102B12

精神保健及び精神障害者福祉に関する法律〈精神保健福祉法〉で2名以上の精神保健指定医の診察結果の一致を必要とするのはどれか．

a 任意入院
b 応急入院
c 措置入院
d 緊急措置入院
e 医療保護入院

思考のプロセス

　精神科医2名で行う入院形態は，応急入院もしくは措置入院でした．よって**b**が正解．

　他の選択肢もみてみましょう．aは本人のみでOK．dは精神科医1名でOKですが，72時間以内という制限がつきます．eは家族1名＋精神科医1名です．ちなみに，家族とは3親等以内のうちの誰かであり，配偶者，両親，祖父母，曾祖父母，兄弟，子，孫（ただし，成人以上）などが該当します．

106B47

21歳の男性．引きこもりを心配した両親に伴われて来院した．1年前から大学の講義を休んで自室に引きこもり，独り言を言うようになった．患者は「外に出ると，誰もいないのに自分への悪口が聴こえる」と言う．応対は穏やかであるが，「自分は病気ではない」と治療を拒否した．両親は入院治療を希望している．
この患者に適用される入院形態で正しいのはどれか．**2つ選べ**．
a 家族等の同意が必要である．
b 入院期間には72時間以内という制限がある．
c 精神保健指定医の診察に基づいて判断される．
d 人権擁護に関する行政機関の職員との面会を制限できる．
e 患者が手紙を出したり受け取ったりすることを制限できる．

思考のプロセス

「引きこもり」から，精神科疾患を疑います．「自分の悪口が聴こえる」は被害妄想であり，統合失調症を考えるものですね．年齢も矛盾しませんし，病識がないことも合致します．

ここで問われているのは入院形態についてです．まずは任意入院から検討しましょう．ただし，本人は拒否しているのでこれは使えません．次に医療保護入院です．両親は希望されているので，これが使えますね．家族1名＋精神科医1名によるものなので，正解は **a** と **c** です．

他の選択肢もみてみましょう．b は緊急措置入院か応急入院の2つでしたね．d や e のように本人の行動権限を制限することはできません．

107G40

48歳の男性．警察官に伴われて来院した．2週前から公園で寝泊まりしているところを目撃されていた．2日前から意味不明の言動が認められるようになったが，他人に危害を加える様子はなかった．公園の管理者が通報し受診となった．受診時，幻覚妄想状態を示し，十分な疎通性が得られず，入院加療が必要と考えられた．体温36.8℃．脈拍88/分，整．血圧136/88 mmHg．入院の必要性を説明したが了解を得られない．所持品から遠隔地にある医療機関の診察券が発見され身元は判明した．配偶者がいるようだが連絡がとれない．

精神保健及び精神障害者福祉に関する法律〈精神保健福祉法〉に基づく入院として適切なのはどれか．

a 応急入院
b 措置入院
c 任意入院
d 医療保護入院
e 緊急措置入院

思考のプロセス

　症状としては幻覚妄想状態，意味不明の言動がみられていますが，非特異的なものであり，統合失調症，せん妄，アルコール依存症，薬物依存など鑑別が絞りきれない状況です．統合失調症は初発では年齢的に合いませんが，元々既往があれば矛盾しません．

　さて，選択肢をみてみると入院形態を問われているだけでした．ということで検討していきます．まず任意入院ですが，了承を得られなかったので断念．次に医療保護入院ですが，配偶者に連絡がとれないのでこちらも現時点では難しそう．自傷他害の恐れもないので，措置入院・緊急措置入院ともに使えません．以上より除外して，**a** の応急入院が正解となります．ちなみにですが，応急入院はホームレスに適応が多いことも知っておくといいでしょう．

オリジナル

統合失調症に有用な検査はどれか．**2つ選べ**．
a　Hasegawa's Dementia Scale-Revised
b　Hamilton Depression Rating Scale
c　Brief Psychiatric Rating Scale
d　Single photon emission computed tomography
e　Positive and Negative Syndrome Scale

思考のプロセス

　英語でちょっと面くらったかもしれませんね（笑）．しかし，所詮は見かけだおしであり，皆さんならきっと解けるはずです．上から1つ1つ検討していきましょう．

　aは認知症に用いる検査でしたね．**20点以下**で認知症の疑いでした．ちなみに，もう1つの認知症の有名な検査はフルネームでなんといったでしょうか？……答え合わせは最後に．

　bはうつ病の重症度評価に用いるものでしたね．略語で覚えている人は要注意です！　aの長谷川式簡易知的機能評価スケールである「HDS-R」とbのHamiltonうつ病評価尺度である「HDRS」は非常に紛らわしいですからね……．ちなみにですが，最近ではMADRS（モントゴメリー・アスベルグうつ病評価尺度）という，うつ病の重症度評価がよく使われているので，余裕がある人はこちらも覚えておくといいでしょう．

　cは頭文字をとると「BPRS」であり，統合失調症の重症度を評価するものだとわかります．

　dの頭文字をとると，「SPECT」ですね．脳の生理的機能を画像化したものであり，特に認知症に用いられます．

　eはコラムで触れた程度のものですが，家族から得た情報により統合失調症の重症度を評価する検査です．よって，正解は**c**と**e**．

　ちなみに問うた答えは，Mini-Mental State Examination（MMSE）でしたね．23点以下で認知症の疑いとなります．……大丈夫でした？笑

103B4 改変

前頭葉機能障害の評価に用いるのはどれか．**2つ選べ**．
a　Rorschach テスト
b　標準高次視知覚検査
c　Minnesota 多面人格検査〈MMPI〉
d　前頭葉機能検査〈FAB〉
e　ウィスコンシンカードソーティングテスト〈WCST〉

思考のプロセス

　前頭葉機能をみる検査といえば，統合失調症で学んだ **WCST** もしくは **FAB** になります．よって，正解は **d** と **e**．

　他の検査についてもみていきましょう．a と c は統合失調症のスクリーニングに用いるものでしたね．b は初見ですが，知覚検査とあるため，明らかに違うとわかるでしょう．ただの当て馬くんです．深く追う必要は全くありません．

101B89

正しいのはどれか．

a Mini-Mental State Examination〈MMSE〉は発達障害の評価に用いる．
b Hamilton うつ病評価尺度は自己記入式評価尺度である．
c Rorschach テストは質問紙法による性格検査である．
d Wechsler 成人知能検査〈WAIS〉はうつ病の評価に用いる．
e 簡易精神症状評価尺度〈BPRS〉は精神病症状の評価に用いる．

思考のプロセス

　1つずつみていきましょう．aのMMSEは認知症のスクリーニング検査ですよね．bはうつ病の重症度評価に用いるものでした．内容まで把握するのは少し難しいかと思いますが，医師が患者さんに質問するタイプの検査になります．自信がなければパスして他の選択肢にいってもいいと思います．

　cも違いますね．統合失調症のスクリーニングに用いるものです．ちなみにですが，**Rorschach テストは，10枚の図を順番に提示して，何にみえるかを尋ねる心理検査**（正しくは投影法）**です**．評価する側もかなり熟練していなくてはできない検査になります．

　dは自閉症などの重症度（→知能障害の合併）を測る，いわゆるIQ測定ですね．WAISは16歳以上，WISCが小〜中学生くらいの5〜16歳未満，田中・Binet式知能検査が2歳以上の小児，津守・稲毛式発達検査が赤ちゃん，という感じです．

　eは統合失調症の重症度評価ですね．よって **e** が正解．

　なかなか噛みごたえのある問題でしたが，eが一発正答できる問題なので，正答率は高いかと思います．こういう一発正答できる問題は他の選択肢を難しくしてくる傾向があり，出題された年以降の受験生たちにとっては，あれもこれもと勉強の幅を広げなければいけなくなってしまうんですよね．まさに頭の痛くなる問題です（←天沢の独り言）…．

109G37

質問紙法による検査はどれか．**2つ選べ**．
a　Minnesota 多面人格検査〈MMPI〉
b　ベック〈Beck〉のうつ病自己評価尺度
c　前頭葉機能検査［Frontal Assessment Battery〈FAB〉］
d　簡易精神症状評価尺度［Brief Psychiatric Rating Scale〈BPRS〉］
e　Hamilton うつ病評価尺度〈Hamilton Rating Scale for Depression〉

思考のプロセス

　覚えてしまっていれば，非常に簡単な問題です．質問紙を使うのは，①**MMPI**，②**HDRS 以外のうつ病評価尺度**，③**状態・特性不安検査〈STAI〉**の3つになります．よって，正解は **a**，**b**．
　それぞれの検査がどの疾患に使えるかはいいでしょうか？……a は統合失調症のスクリーニング，b はうつ病の重症度評価，c は前頭葉機能を調べるもので，統合失調症に，d と e は口頭で答える形式のものとして代表的であり，それぞれ統合失調症の重症度，うつ病の重症度に有用です．

110D44

23歳の男性．行動の異常を心配した家族に連れられて来院した．6か月前に大学を卒業し就職した．3か月前から遅刻が目立つようになり，休みがちとなった．1か月前からは，1日中自室に閉じこもるようになった．1週前から誰かと話しているような独り言がみられ，さらに「誰かに見張られている」「数人が自分の悪口を言い合っている」とおびえるようになった．夜間眠らず，部屋の中を動き回るようになったため家族に連れられて受診した．意識は清明．神経学的所見に異常を認めない．血液生化学所見に異常を認めない．
治療薬として適切なのはどれか．

a　バルプロ酸
b　クロナゼパム
c　リスペリドン
d　カルバマゼピン
e　フルボキサミン

思考のプロセス

「会社を休みがち」からは精神科疾患をまず疑います．「誰かに見張られている」「数人が自分の悪口を言い合っている」という被害妄想がみられるので，統合失調症に典型的ですね．年齢も矛盾しません．

薬の一般名は少し難易度が高いかもしれませんが，**c** が正解となります．研修医になってからも，せん妄に対してよく使うことになると思うので，これはぜひとも覚えておきましょう．

他の選択肢もみておきます．a，b，d は抗てんかん薬になります．精神科領域だと双極性障害への適応は覚えておきましょう．e は抗うつ薬である SSRI の1つになります．「〜〜ミン」は抗うつ薬のことが多いです．

98G102
抗精神病薬による固縮・振戦に対する適切な治療薬はどれか．
a　抗不安薬
b　抗うつ薬
c　抗 Parkinson 病薬
d　抗けいれん薬
e　筋弛緩薬

思考のプロセス

　抗精神病薬といえば，ドパミン遮断薬のことですね．これによって起こる副作用は，①錐体外路症状，②高 PRL 血症，③悪性症候群の 3 つが代表的でした．このうち，①の錐体外路症状が起きた場合にどうするか？という問題です．
　ドパミンが少なくなって生じているわけですから，ある意味 Parkinson 病 likely なわけです．そう考えれば，自ずと c にたどり着くでしょう．

97G107 難問†

向精神薬と薬理作用の組合せで正しいのはどれか．**2つ選べ**．
a　ジアゼパム － 選択的セロトニン再取り込み阻害
b　炭酸リチウム － モノアミン酸化酵素阻害
c　フェニトイン － モノアミン代謝回転の促進
d　イミプラミン － モノアミン再取り込み阻害
e　ハロペリドール － ドパミン受容体遮断

思考のプロセス

　作用機序を問われています．1つずつみていきましょう．aの選択的セロトニン再取り込み阻害はSelective Serotonin Reuptake Inhibitor（SSRI）のことです．ジアゼパムはベンゾジアゼピン系の1つでしたね．bの炭酸リチウムについては，正確な機序が不明であるため，答えることはできません．cのフェニトインは抗てんかん薬であり，Naチャネル阻害薬です．dのイミプラミンは三環系抗うつ薬であり，モノアミン再取り込み阻害や抗コリン作用があります．eのハロペリドールは定型抗精神病薬の1つであり，ドパミン遮断薬ですね．よって正解は **d**，**e**．

　少し難しかったと思いますが，eだけは迷いなく選んでもらえたら嬉しいな，と思います．

111D39 改変

22歳の男性．まとまらない言動を主訴に家族に連れられて来院した．2か月前に大学卒業後就職して普通に働いていたが，1か月前から突然，言動がまとまらなくなった．「何か大変なことが起こりそうな不気味な感じがあり，不安で落ち着かない」「命令する声が聴こえ，誰かに操られている」などと言うようになり自宅で療養していた．診察には素直に応じるが「自分は病気ではない」と言う．身体所見に異常を認めない．
まず導入すべきなのはどれか．
a　心理教育
b　認知行動療法
c　森田療法
d　遊戯療法
e　曝露療法

思考のプロセス

　「命令する声が聴こえ，誰かに操られている」というのは幻聴および作為体験であり，統合失調症を考えるものですね．年齢的にも矛盾しません．
　a が正解ですね．「自分は病気ではない」と明らかに病識を欠如しているので，まずは病識をもってもらいましょう．
　他の選択肢もみておきます．b の認知行動療法は①うつ病，②不安障害，③摂食障害の3つ，c の森田療法は①心気症もしくは②不安障害，d の遊戯療法は言語化が難しい小児の精神科疾患，e の曝露療法は不安障害（特に強迫性障害）に有用です．

オリジナル

疾患と精神療法との組合せで正しいのはどれか．
a　チック － 持続曝露療法
b　心気症 － 集団行動療法
c　強迫性障害 － 認知行動療法
d　心身症 － 内観療法
e　パーソナリティ障害 － 自律訓練法

思考のプロセス

　1つ1つチェックしていきましょう．aの持続曝露療法はPTSD，bの集団行動療法はアルコールを含めた薬物依存，cの認知行動療法は①うつ病，②不安障害，③摂食障害の3つ，dの内観療法はパーソナリティ障害，eの自律訓練法は心身症に有用です．

　すべてパパっと答えられなかった人は前問も併せて，P.209をチェックしましょう！　その精神療法がどういったことをしているかまで学べば完璧だと思います．

113D2 改変
電気けいれん療法について正しいのはどれか．
a 高齢者に行ってはならない．
b 重症うつ病は適応疾患である．
c 最近は行われることがまれである．
d 脳神経外科医の立ち会いが要件である．
e 患者やその保護者の同意なしに実施できる．

思考のプロセス

　電気けいれん療法は，難治性の統合失調症もしくは難治性のうつ病に行われるものです．これを知っていれば問題は解けます．答えは **b** ですね．
　その他の選択肢も一応みておきましょう．a はそんなことはありません．頭蓋内占拠病変など相対的禁忌はあるものの，**絶対的禁忌はありません**．c は逆ですね．施行されるようになったのはわりと最近です．d は実際にみていないとイメージしづらいかと思いますが，麻酔下で行うので，**麻酔科医の協力**が必要となります．人為的にけいれんを起こす治療なので，筋弛緩薬をしっかり使わないと骨折や脱臼を起こしてしまう危険があります．e は倫理的にありえませんね…．ちなみにですが，発作後の抑制（脳波の平坦化）の指標である **PSI** が **85％以上**なら有効とされています．

お疲れ様でした．
しっかり復習してくださいね！

またお会いしましょう！

著者　天沢ヒロ

チェック問題 📝 統合失調症

- ☐ 精神科疾患は日常生活に支障をきたすことが問題である
- ☐ 学生なら不登校，社会人なら会社を休みがちで精神疾患を疑う
- ☐ 統合失調症は 100 人に 1 人程度でみられる
- ☐ 統合失調症の好発年齢は 10〜20 代である
- ☐ 統合失調症の幻覚といえば，幻聴が多い
- ☐ 統合失調症の妄想といえば，被害妄想である
- ☐ 統合失調症だけで意識障害は起こさない
- ☐ 統合失調症のスクリーニングには，MMPI, Rorschach テストが有用である
- ☐ 統合失調症の重症度判定には，BPRS, PANSS, WCST, FAB が有用である
- ☐ 統合失調症の薬物治療には抗精神病薬を用いる
- ☐ 定型抗精神病薬には，クロルプロマジン，ハロペリドールがある
- ☐ 非定型抗精神病薬には，リスペリドン，クエチアピン，オランザピンがある
- ☐ 抗精神病薬の副作用は，錐体外路症状，高 PRL 血症，悪性症候群の 3 つが代表的である
- ☐ 統合失調症の治療に社会復帰は欠かせない
- ☐ 上記のために，デイケア，生活技能訓練（SST）などを行う
- ☐ 未成年であれば学校へ，成人であれば作業所へ
- ☐ 症状が落ち着いたところで心理教育も同時に行う
- ☐ 統合失調症は，小さい頃からゆっくり発症すると治りにくい
- ☐ 統合失調症の合併症として，強迫性飲水や緊張病症候群がある
- ☐ 難治性の統合失調症にはクロザリルや電気けいれん療法を用いる

チェック問題 ✏ うつ病

- [ ] うつ病の好発年齢は中高年である
- [ ] うつ病の病前性格はまじめで責任感が強い人である
- [ ] うつ病は内科疾患や精神科疾患に合併しやすい
- [ ] うつ病は病名であり，抑うつは症状を表す
- [ ] うつ病では，抑うつ，意欲低下，思考制止，微小妄想などの精神症状がみられる
- [ ] うつ病では，睡眠障害（特に早朝覚醒），食欲低下による体重減少，疲労感などの身体症状もみられる
- [ ] うつ病では，希死念慮の有無が重症度に相関する
- [ ] うつ病の妄想は罪業妄想，貧困妄想，心気妄想があり，総称して微小妄想という
- [ ] 「自分は大きな病気にかかっている」は心気妄想を考える
- [ ] 「お金がなくてどうにもならない」は貧困妄想を考える
- [ ] 「自分は罪深いことをした」は罪業妄想を考える
- [ ] うつ病の重症度判定に，Hamiltonうつ病評価尺度（HDRS）がある
- [ ] うつ病の治療は，薬物治療，重大な決断をしない約束（＋認知行動療法），休養と周囲の人たちの理解の3つを複合させて行う
- [ ] SSRIの代表的な薬剤として，パロキセチンがある
- [ ] 三環系抗うつ薬の代表的な薬剤として，イミプラミンがある
- [ ] 三環系抗うつ薬の副作用としては，抗コリン作用（尿閉，口渇，眼圧亢進など）が挙げられる
- [ ] 難治性のうつ病には電気けいれん療法が有効である

チェック問題 🖉 双極性障害

- ☐ 双極性障害はうつ病と同じ気分障害のカテゴリーに含まれるが，全く異なる疾患である
- ☐ 抑うつはうつ病以外に，統合失調症の陰性症状や双極性障害など他の精神科疾患でもみられる
- ☐ 双極性障害では，親しい人との人間関係が悪くなりやすいのがとても深刻な問題である
- ☐ 双極性障害の妄想といえば，誇大妄想である
- ☐ 躁状態では，睡眠欲求が減る方向に傾く
- ☐ 躁状態では，活動性が増える方向に傾く
- ☐ 躁状態では，性欲が増える方向に傾く
- ☐ 躁状態では，自尊心の肥大，観念奔逸，多弁，易怒性，注意散漫などがみられる
- ☐ 双極性障害の薬物治療は，炭酸リチウムや抗てんかん薬であり，これらは気分安定薬ともいう
- ☐ 上記の薬剤は血中濃度モニタリング（TDM）が必要となる
- ☐ 難治性の双極性障害には抗精神病薬や電気けいれん療法が適応となる

チェック問題　🖉　不安障害

- ☐ 不安障害といえば，社交不安障害，全般性不安障害，パニック障害，強迫性障害の4つを考慮する
- ☐ 不安障害は女性に好発し，うつ病や他の不安障害を合併しやすい
- ☐ 不安障害の検査として，状態特性不安検査（STAI）がある
- ☐ 社交不安障害は，人の目を気にする超緊張しやすい人である
- ☐ 社交不安障害では，急激な交感神経症状，回避行動，対人恐怖，社会恐怖を生じる
- ☐ 「周囲からみられている」は統合失調症か社交不安障害でみられ，前者は妄想であることが鑑別のポイント
- ☐ 全般性不安障害は，なんでもかんでも不安な女性である
- ☐ 全般性不安障害は，慢性的な交感神経症状をきたす
- ☐ 「突然」くる精神科疾患といえば，パニック障害を考える
- ☐ パニック発作は誘因がないことがポイント
- ☐ パニック障害の発作時には，突然の交感神経症状，過換気，死の恐怖，発狂の恐怖をきたす
- ☐ パニック障害の非発作時には，予期不安，広場恐怖をきたす
- ☐ 最初から病識のある精神科疾患といえば強迫性障害を考える
- ☐ 強迫性障害は，強迫観念と強迫行為の2つが主軸となる
- ☐ 強迫性障害は，日常生活に支障をきたしているとき，もしくは，暴力的な観念・行為がみられるときに治療介入が必要となる
- ☐ 不安障害の治療は，抗うつ薬（主にSSRI），抗不安薬，精神療法の3つであり，精神療法には認知行動療法，森田療法，曝露療法が含まれる
- ☐ 認知行動療法は，「考え方を変えよう！」という感じ
- ☐ 森田療法は，「物事をあるがままに受け入れよう！」という感じ
- ☐ 曝露療法は，「できなくなったことへのリハビリ」という感じ

チェック問題　✎　PTSD

- [ ] PTSDの背景には大災害・大事故など大きなストレスがある
- [ ] PTSDは大きなストレスから数週〜数か月後に生じる
- [ ] 大きなストレスの後すぐに発症したものは急性ストレス障害（ASD）であり，1か月以内に治ることを確認する
- [ ] PTSDの症状は，フラッシュバック（追体験），睡眠障害（＋悪夢），感情鈍麻（麻痺），周囲への無反応，回避行動など
- [ ] PTSDはときにうつ病や不安障害を合併する
- [ ] PTSDには持続曝露療法や眼球運動脱感作療法（EMDR）などの精神療法が有効である

チェック問題 ✏️ 認知症

- [ ] 「物忘れ」ときたら認知症を疑う
- [ ] MMSE で 23 点以下，長谷川式で 20 点以下なら認知症疑い
- [ ] 認知症を疑ったら，背景疾患（treatable dementia）がないかを必ず考える
- [ ] Alzheimer 型認知症は高齢女性に好発する
- [ ] Alzheimer 型認知症の初期症状は記銘力低下，意欲低下，遂行機能障害である
- [ ] Alzheimer 型認知症の中期症状は物盗られ妄想である
- [ ] Alzheimer 型認知症の末期症状は人格変化，寝たきりである
- [ ] Alzheimer 型認知症では頭頂葉・側頭葉の機能が低下しており，機能をみるには SPECT，形態をみるには CT/MRI が有用となる
- [ ] Alzheimer 型認知症の治療にはドネペジル，メマンチンを用いる
- [ ] 脳血管性認知症はまだら認知症ともいわれ，高齢男性に好発する
- [ ] 脳血管性認知症は階段状に進行するのが特徴となる
- [ ] 脳血管性認知症では感情失禁（情動失禁）を起こし，身体所見では腱反射亢進がみられることがある
- [ ] Lewy 小体型認知症では，幻視，パーキンソニズムを生じる
- [ ] Lewy 小体型認知症では，自律神経障害，REM 睡眠行動障害，うつ病を合併しやすい
- [ ] Lewy 小体型認知症では，後頭葉の機能が低下する
- [ ] Lewy 小体型認知症の診断には，SPECT や MIBG 心筋シンチグラフィーが有用となる
- [ ] Lewy 小体型認知症の治療にはドネペジル，抗 Parkinson 病薬を用いる
- [ ] 前頭側頭型認知症は人格変化や滞続言語がみられる
- [ ] 前頭側頭型認知症では，前頭葉の機能が低下する

チェック問題 ✏️ 摂食障害

- [ ] AN は，若年女性（30 歳以下）+ 40 kg 以下であればまず疑う
- [ ] AN の背景には，自尊心の低さや家庭内の問題が隠れていることも少なくない
- [ ] AN には，肥満恐怖やボディーイメージの障害が根底にある
- [ ] AN では，無月経で婦人科を受診することも少なくない
- [ ] AN では，バイタルは低下する
- [ ] AN では，電解質は低下する
- [ ] AN では，総コレステロール量は上昇する
- [ ] AN では，血球は低下する
- [ ] AN では，コルチゾールは上昇する
- [ ] AN では，甲状腺ホルモンは低下する
- [ ] AN では，GH は上昇する
- [ ] AN では，活動性は上昇する
- [ ] 恥毛の脱落をみたら，甲状腺機能低下症と Sheehan 症候群を疑う
- [ ] AN では，うつ病を合併しやすい
- [ ] AN には，認知行動療法が有効である
- [ ] AN で痩せるために，食べない以外に，自己誘発性嘔吐，利尿薬や下剤の乱用が挙げられ，必ず低 K 血症に傾く
- [ ] BN にはむちゃ食いのエピソードが必ずある
- [ ] BN では，活動性は低下する
- [ ] 自己誘発性嘔吐を疑ったら，指（吐きだこ）や歯（う歯）をチェックしておく

チェック問題 ✏️ 睡眠障害

- [ ] 睡眠サイクルが狂ったら，起きる時間で調整する
- [ ] 眠くないときに，寝ようとしない
- [ ] 睡眠サイクルが狂っているときに，日中の仮眠はしない方がいい
- [ ] 眠る前には副交感神経を高めるようにする
- [ ] 朝起きたら，陽の光を浴びるようにする
- [ ] 普段できる不眠対策としては，眠れる環境づくりや規則正しい生活が挙げられる
- [ ] 寝返りをするのは non-REM 睡眠のとき
- [ ] 夢をみるのは REM 睡眠のとき
- [ ] 朝方に増えるのは REM 睡眠である
- [ ] 筋トーヌスが低下するのは REM 睡眠のとき
- [ ] REM 睡眠の異常に，REM 睡眠行動障害やナルコレプシーがある
- [ ] non-REM 睡眠の異常に，夢遊病や夜驚症がある
- [ ] REM 睡眠行動障害の背景には，Parkinson 病や Lewy 小体型認知症がある
- [ ] REM 睡眠行動障害では，夢の記憶があるのが特徴
- [ ] REM 睡眠行動障害には，ベンゾジアゼピン系が有効である
- [ ] ナルコレプシーは，突然の睡眠発作を生じる
- [ ] ナルコレプシーは，幻覚（特に入眠時幻視）や情動脱力発作（カタプレキシー）も起こす
- [ ] ナルコレプシーは，HLA-DR2 が陽性となる
- [ ] ナルコレプシーには，メチルフェニデート塩酸塩が有効である
- [ ] むずむず脚症候群は中高年女性の夜間にみられやすい
- [ ] むずむず脚症候群は止まっている時に症状を生じる
- [ ] むずむず脚症候群は鉄やドパミンの不足が原因といわれている
- [ ] 不眠症をみたら，原因を探すことが肝心となる

チェック問題 🖉 アルコール依存症

- [ ] 依存は大きく，身体依存と精神依存に分けられる
- [ ] アルコール依存症は身体・精神依存をきたす
- [ ] アルコール依存症のスクリーニングにはCAGEスコアを用いる
- [ ] CはCut downの略
- [ ] AはAnnoyedの略
- [ ] GはGuiltyの略
- [ ] EはEye-Openerの略
- [ ] CAGEスコアは2項目以上で陽性とする
- [ ] 患者情報で特に鵜呑みにしてはいけないのは，飲酒量と性交歴（妊娠の有無）の2つである
- [ ] アルコール依存症の症状として嫉妬妄想と反社会的行動がある
- [ ] アルコール依存症で急激に断酒すると離脱をきたす恐れがある
- [ ] アルコール依存症の離脱症状としては，交感神経症状，離脱せん妄（小動物幻視など），けいれん発作が挙げられる
- [ ] アルコール依存症の治療において最も重要なのは，本人の辞めるという決意である
- [ ] アルコール依存症の治療には，断酒，嫌酒薬，集団精神療法（+個人カウンセリング）が挙げられる
- [ ] アルコール依存症の離脱治療には，ビタミンB_1を含む輸液，抗精神病薬，ベンゾジアゼピン系を用いる
- [ ] アルコールによる器質的障害として，Wernicke脳症/Korsakoff症候群，アルコール性肝障害，アルコール性心筋症，膵炎，巨赤芽球性貧血，慢性硬膜下血腫，末梢神経障害，refeeding症候群，低血糖，脚気などがある
- [ ] 1日に日本酒3合以上飲むのはアルコール過多といえる

チェック問題 🖉 薬物依存

- ☐ 依存を考える上では，身体依存，精神依存，耐性の有無が大切
- ☐ 身体依存は離脱症状が問題になる
- ☐ 薬物依存を疑うには多数の注射痕がキーワードになる
- ☐ 薬物依存と密接な職種は医療者である
- ☐ 身体依存がある薬物としては，鎮痛薬（オピオイド），アルコール，睡眠薬・抗不安薬（主にベンゾジアゼピン系），タバコ（ニコチン）がある
- ☐ 精神依存が強い薬物として，麻薬（モルヒネ），コカイン，覚せい剤がある
- ☐ 耐性がない薬物として，マリファナ，コカインがある
- ☐ 覚醒剤は統合失調症に類似した症状を呈する
- ☐ 覚醒剤にはフラッシュバックや逆耐性もみられる
- ☐ 有機溶剤では尿中馬尿酸の上昇がみられる
- ☐ 代表的なオピオイドに，モルヒネ，コデイン，トラマドールがある
- ☐ アヘンは身体依存が強い薬物
- ☐ アンフェタミンは身体依存がない薬物
- ☐ コカインは身体依存がない薬物
- ☐ シンナーは身体依存がない薬物
- ☐ ヘロインは身体依存が強い薬物
- ☐ ベンゾジアゼピン系は身体依存が弱い薬物
- ☐ マリファナは身体依存がない薬物

チェック問題　✏️　せん妄

- [ ] せん妄は急性の意識障害である
- [ ] せん妄では幻覚（特に幻視）がみられる
- [ ] せん妄は過活動型と低活動型の 2 パターンに分かれる
- [ ] せん妄は高齢者に好発する
- [ ] せん妄は夜に起きやすく，医療者の負担にもなりやすい
- [ ] せん妄の原因はたくさんあるが，入院（環境変化）以外にもないかを考えることが大切になる
- [ ] せん妄の原因としてまずおさえておくべきものに，感染症，代謝・内分泌疾患，医原性の 3 つがある
- [ ] せん妄の原因となる薬剤としてまずおさえておくべきものに，ベンゾジアゼピン系，ステロイド，オピオイドの 3 つがある
- [ ] 過活動型せん妄を発症したときには抗精神病薬を使用する
- [ ] せん妄の予防には，原因除去と環境調整が必須である
- [ ] 過活動型では，夜になると暴れだす姿がみられる
- [ ] 低活動型では，活動性低下や睡眠障害がみられる

チェック問題 ✏️ 小児の精神疾患 ①

- ☐ 小児の精神科疾患は男児に好発する
- ☐ 小児の精神科疾患は互いに合併しやすい
- ☐ コミュニケーション障害をみたら，自閉症スペクトラム障害（Asperger症候群と自閉症）を考える
- ☐ 自閉症スペクトラム障害は，3歳時健診で指摘されやすい
- ☐ Asperger症候群は，対人関係の障害，想像力の障害，過敏感覚を生じる
- ☐ Asperger症候群の幼少期では，一人遊び，視線を合わさない，人見知りしない，オウム返しがみられる
- ☐ Asperger症候群の学童期では，コミュニケーション障害が目立ち始め，こだわりや常同行動もみられる
- ☐ Asperger症候群は，サヴァン能力をもつ可能性がある
- ☐ Asperger症候群は，細かい作業や運動が苦手とされる
- ☐ 自閉症はコミュニケーション障害に加え，言語障害をきたす
- ☐ 自閉症をみつけたら，知的障害の有無で重症度を判定する
- ☐ WISCは5〜16歳未満の知能検査である
- ☐ WAISは16歳以上の知能検査である
- ☐ 田中・Binet知能検査は2歳以上の小児の知能検査である
- ☐ 津守・稲毛式発達検査は赤ちゃんの知能検査である

チェック問題 ✏️ 小児の精神疾患②

- ☐ ADHDは小学生低学年の男児に好発する
- ☐ ADHDの有病率は5％程度くらい
- ☐ ADHDでは注意欠陥，多動性，衝動性の3つがみられる
- ☐ 「落ち着きがない」エピソードは多動性を示す
- ☐ 「我慢ができない」エピソードは衝動性を示す
- ☐ 「ケアレスミスが多い」エピソードは注意欠陥を示す
- ☐ ADHDでは，うつ病，不安障害，学習障害などの合併もみられる
- ☐ ADHDの薬物療法として，メチルフェニデート塩酸塩とアトモキセチンの2つが挙げられる
- ☐ メチルフェニデート塩酸塩はナルコレプシーにも使える
- ☐ 学習障害で知的障害はみられない
- ☐ チック症は小学生低学年の男児に好発する
- ☐ チック症はストレスが原因になる
- ☐ チック症は睡眠中や夢中になっているときには起きない
- ☐ チック症はとにかく放っておくことが治療となる
- ☐ Tourette症候群は遺伝が原因になる
- ☐ Tourette症候群はチックと汚言がみられる
- ☐ Tourette症候群は抗精神病薬の適応となる

チェック問題 ✏ その他の精神疾患

- ☐ 妄想性障害は高齢女性に好発する
- ☐ 妄想性障害は他の精神科疾患のキーワードとなる妄想がみられるが，それのみの症状なのが特徴となる
- ☐ 妄想性障害の治療は抗精神病薬である
- ☐ 心気症（病気不安症）は，不安によって何かしらの症状を起こす
- ☐ 心気症（病気不安症）では，ドクターショッピングがみられる
- ☐ 心気症（病気不安症）は，症状に限局する不安であるのが全般性不安障害との違いである
- ☐ 心気妄想はうつ病で生じる
- ☐ 心気症（病気不安症）の治療には森田療法が有効である
- ☐ 心身症はストレスが原因となる疾患群の総称である
- ☐ 心身症の例として，胃潰瘍，過敏性腸症候群，潰瘍性大腸炎，緊張性頭痛などが挙げられる
- ☐ 心身症の治療には自律訓練法が有効である
- ☐ 適応障害は，3か月以内のストレスによって何かしらの症状を起こす
- ☐ 適応障害の治療には，ストレス因子の除去がまず必要である
- ☐ ヒステリーは，転換性障害や解離性障害と呼ばれる
- ☐ ヒステリーには，疾病利益が必ずあり，それを自覚しているものを詐病という
- ☐ ヒステリーの治療には，心理教育と精神療法を行う
- ☐ パーソナリティ障害は，性格の問題で日常生活に支障をきたす
- ☐ 境界性パーソナリティ障害では衝動行為がみられる
- ☐ パーソナリティ障害の治療には，内観療法を行う
- ☐ 自我同一性の形成障害は青年期で起こるモラトリアム期間

索 引

数字・欧文

ADHD 166
Alzheimer 型認知症 076
ASD 066, 153
Asperger 症候群 153
Binswanger 病 077
BN 093
BPRS 007, 013, 205
CAGE スコア 118, 206
FAB 007, 205
Hamilton うつ病評価尺度 028, 205
HDRS 028, 205
HDS-R 075, 205
IPT 093
Lewy 小体型認知症 078
MCI 077
MDMA 134
MIBG 心筋シンチグラフィー 078, 205
MMPI 007, 013, 205
MMSE 075, 205
NaSSA 207
non-REM 睡眠 103
PANSS 007, 205
Pick 病 078
Positive and Negative Syndrome Scale
 007
PTSD 066
REM 睡眠 102
Rorschach 007
Rorschach テスト 013, 205

SNRI 207
SPECT 076, 205
SSRI 026, 207
SST 009
STAI 205
Tourette 症候群 168
treatable dementia 079
WAIS 157, 206
WCST 007, 013, 205
Wernicke 脳症 122
WISC 157, 206

和文

あ

アカシジア 009
アカンプロサート 121, 208
アトモキセチン 167, 208
アヘン 131
アルコール 132
アルコール依存症 117
アンフェタミン 133

い

胃潰瘍 182
依存 117
意欲低下 024
陰性症状 011

う・え・お

うつ病 023
　── の治療 027
汚言 168
オピオイド 131
オランザピン 009, 207

か

潰瘍性大腸炎 182
解離性障害 185
過活動型せん妄 146
学習障害 168
覚せい剤 133
カタプレキシー 105
過敏性腸症候群 182
カルバマゼピン 207
感情失禁 077
観念奔逸 036

き

希死念慮 025
急性ストレス障害 066
境界性パーソナリティ障害 187
強迫観念 050
強迫行為 050
強迫性飲水 013
強迫性障害 050
強迫性パーソナリティ障害 187
緊張性頭痛 182
緊張病症候群 013

く・け

クエチアピン 009
クロザリル 013, 208
クロルプロマジン 008

軽度認知障害 077
幻覚剤 134
幻聴 004

こ

行為心迫 037
抗うつ薬 207
抗精神病薬 008, 207
抗てんかん薬 207
コカイン 132
誇大妄想 036
コデイン 131
言葉のサラダ 005

さ

罪業妄想 025
サヴァン能力 155
作為思考 005
作為体験 005
詐病 184
三環系抗うつ薬 026, 207

し

シアナミド 120, 208
自我同一性の形成障害 188
自己愛性パーソナリティ障害 187
思考吹入 005
思考制止 024
思考伝播 005
思考途絶 024
ジスキネジア 009
ジストニア 009
ジスルフィラム 120, 208
持続曝露療法 068, 210
嫉妬妄想 119
自閉症 155

自閉症スペクトラム障害..........................153
社交不安障害.......................................045
集団行動療法.......................................210
症状性精神障害....................................079
症状性精神病.......................................079
状態特性不安検査................................205
常同行動...154
情動失禁...077
自律訓練法..............................182, 210
心気症..181
心気妄想...025
神経性食欲不振症................................089
神経性大食症......................................093
心身症..182
身体依存..............................117, 131
身体症状症...184
身体表現性障害..................................184
心理教育...209

す・せ・そ

錐体外路症状......................................009
睡眠障害...100
生活技能訓練..............................009, 209
精神依存...117
精神療法...027
摂食障害...089
前頭側頭型認知症...............................078
全般性不安障害.........................047, 182
せん妄..144
双極性障害...036

た

対人関係療法......................................093
滞続言語...079
大麻...132
田中・Binet式知能検査.............157, 206

多弁...037
炭酸リチウム..............................038, 207
談話心迫...037

ち・つ

チック症...168
注意欠陥多動性障害............................166
注察妄想...004
中枢神経刺激薬..................................208
鎮痛薬..131
追体験..067
津守・稲毛式発達検査.............157, 206

て

低活動型せん妄..................................146
デイケア.....................................009, 209
定型抗精神病薬..................................008
適応障害...183
転換性障害...185
電気けいれん療法..............013, 027, 209

と

統合失調症...003
　── の合併症...................................012
独語...011
ドネペジル.................................077, 208
ドパミン遮断薬..................................008
トラマール...131

な・に・の

内観療法.....................................187, 210
ナルコレプシー..................................104
入院形態...203
認知行動療法......................................209
認知症..075
脳血管性認知症..................................077

は

パーソナリティ障害	186
曝露療法	052, 209
長谷川式簡易知的機能評価スケール	075, 205
パニック障害	048
バルビツール酸	132
バルプロ酸	207
ハロペリドール	008, 207

ひ

被害妄想	004
微小妄想	025
ヒステリー	184
非定型抗精神病薬	009
肥満恐怖	090
病気不安症	181
広場恐怖	049
貧困妄想	025

ふ・へ

不安障害	045
── の治療	051
フラッシュバック	067
ヘロイン	131
ベンゾジアゼピン系	208

ま・む・め

まだら認知症	077
マリファナ	132
むずむず脚症候群	105
メチルフェニデート塩酸塩	105, 167, 208
滅裂思考	005
メマンチン	077, 208

も

妄想	004
妄想性障害	180
森田療法	052, 209
モルヒネ	131

や・ゆ・よ

薬物依存	130
有機溶剤	134
遊戯療法	210
陽性症状	011
抑うつ	023

り・れ

リスペリドン	009, 207
離脱症状	117
リハビリテーション	009
両価性	011
連合弛緩	005